「おなかの張り」をとれば
は年を
ない！

秘が治る腸リハビリ法

夫
「便秘外来」松生クリニック院長

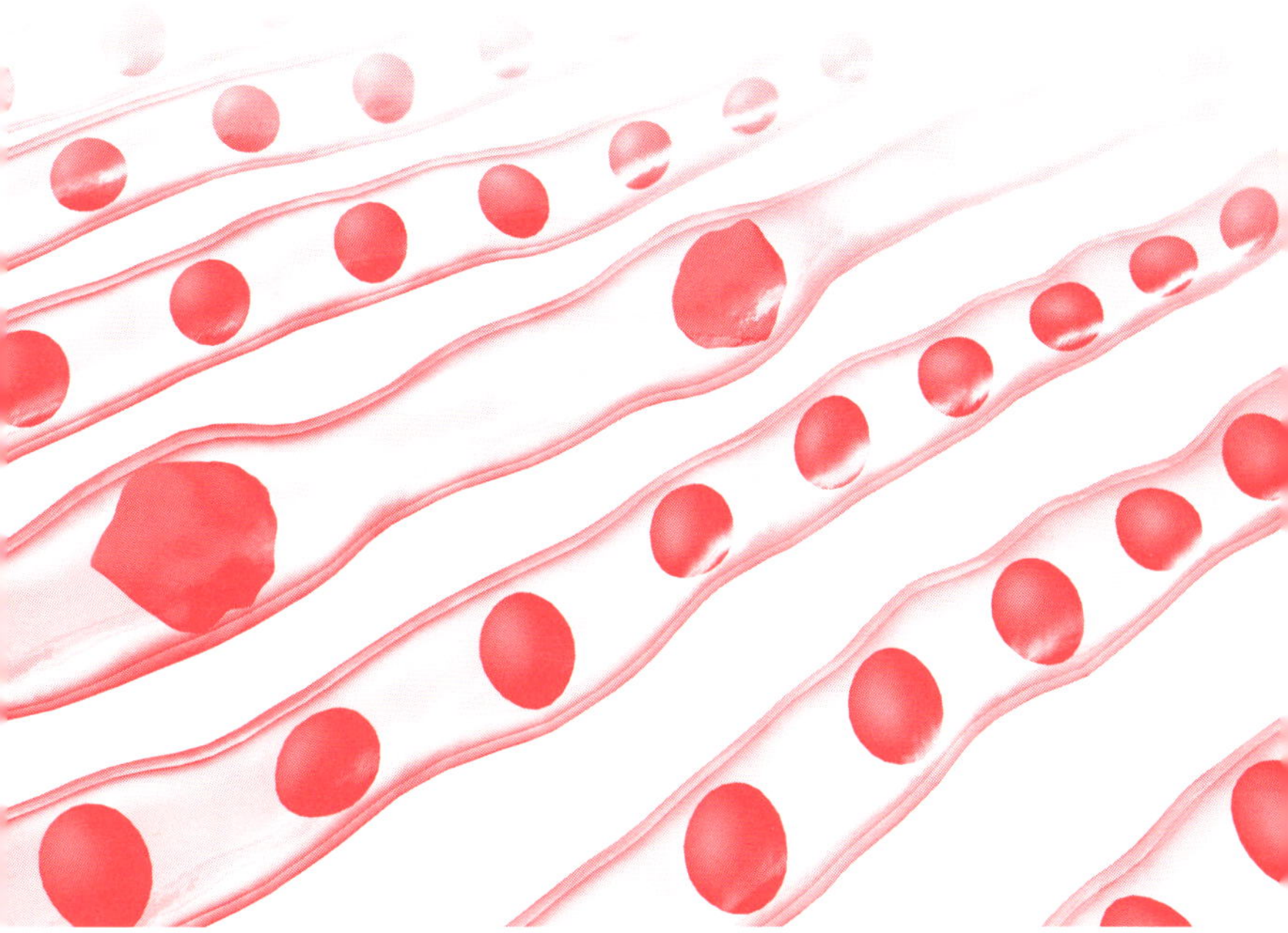

さくら舎

はじめに――「宿便」も「腸年齢」もない！

腸は「第二の脳」などといわれ、注目を集めています。また、ストレスで腸が不調になったりする中、「宿便」という言葉がさかんにいわれますが、これはじつは困った問題です。以前、現在ほど大腸内視鏡が普及していない時代に、ある細菌学者が、腸に便がこびりついて宿便になるといいだしたのです。しかし、大腸内視鏡検査で、よほどひどい便秘の人でも、腸にこびりついた「宿便」など見たことがありません。

医学事典を調べてみますと、宿便と便秘は同義語です。ダイエット・サプリメントの宣伝などに「溜《た》まっていた宿便が3キロも出た」「食物のカスは長い年月をかけて煙突の煤《すす》のように腸壁にこびりつき、宿便となり、これはヘドロ状の便で、放っておくと排出されない」などとあり、見たように書いてありますが、これらは誤りです。

たしかに便は体内に留まる時間が長くなるほど濃くなり、3日も排便がなければ黒くなることも事実です。しかし、腸管はヒダの奥の老廃物《ろうはいぶつ》をゆすり落とす運動をしているので、便秘をしているとき以外は、便が溜まったり、こびりついたりすることはないのです。

次に「腸年齢」についてです。

よく外来で患者さんを診察していると、雑誌や本などに載っている腸年齢のチェックリストを使用すると、実際は30歳代にもかかわらず、腸年齢は50歳代になってしまう、などという質問を受けます。

この腸年齢のチェックリストには、実年齢プラス何歳という表現がありますが、腸の実年齢とはいったい何なのでしょうか。私には理解できません。

では、腸年齢というものは実際にあるのでしょうか。大腸内視鏡検査を専門としている立場からすると、その答えは「ＮＯ」です。

具体的にいえば、健康な腸の壁は、橙色《だいだいいろ》あるいはピンク色をしており、腸壁というのは、新陳代謝《しんちんたいしゃ》が活発で、年をとったからといって、明らかにわかるような変化はほとんど見られません。専門医の私でも大腸内視鏡で見る限りでは、20歳代の腸なのか、70歳代の腸なのかわからないのです。

一方、腸のはたらきがよいか悪いかは、個人差があります。便秘がちな人は、20歳代でも腸のはたらきは悪いのです。

本文で詳しく述べますが、アントラキノン系下剤を1年以上連用しているような人は、腸の粘膜《ねんまく》に大腸メラノーシスという色素沈着が起こり、黒褐色《こっかっしょく》になってきます。

腸の弾力性に限っていえば、腸の弾力性は20歳代と比較して75歳を過ぎると30パーセント近く低下しますので、高齢になればなるほど便秘傾向になり、またその人数が増加します。

腸の機能の年齢というのならまだしもわかるのですが、これまた見てきたように腸年齢を表現するのは、間違いです。

腸は注目度を増している一方で、誤った情報が出回っています。なぜなら、昔は大腸内視鏡検査を含めた医療機器が発達していなかったり、あるいは普及していなかったということもあるのでしょうが、毎日患者さんを診察していない、つまり腸の調子が悪い人を実際に観察していない人たちがいいだしたことが、まことしやかに正しいとされ定説化したことが大きな原因と考えられます。

このような事実は、毎日腸の調子がよくない人たちを診察していたり、検査していたりするとわかることなのです。

本書では、どうすれば下剤などに頼らずに、おなかのコンディションをよくできるかを、毎日臨床《りんしょう》をおこなっている立場から述べたいと思います。

松生《まついけ》恒夫《つねお》

◆目次

第5章　「快腸」になる食・生活術

日々できること

腸に効く栄養学

「おなかの張り」をとれば腸は年をとらない！

――停滞腸・便秘が治る腸リハビリ法

第1章

「おなかの張り」は腸の赤信号

便意がないと生命にかかわる

小学生から腸が不調⁉

私のクリニックでは、毎日「便秘外来」おこなっていますが、10〜20代で来院する患者さんが多くなってきています。このような患者さんに問診で、便秘症になってきた時点のことを質問すると、小学生の頃からと答える人が少なくないのです。

そこで全国の小学生５４７４名を対象に、大塚製薬と共同で２０１３年３月に「全国小学生の排便実態と食物繊維摂取に関するweb調査」をおこないました。母親４３０９名に対して、小学生５４１１名の１週間の排便実態を調べました。

その結果「１週間に７日未満」つまり毎日排便がない子どもが52・６パーセントと、半数以上存在することが判明しました。この結果は「子どもなら当然毎日排便があるだろう」と考えていた私にとって、大きな驚きでした。

しかも、もっと驚いたのは、全体の１・８パーセントの子どもが下剤《げざい》を常用していることが明らかになったのです。つまり、現代では腸の不調は小学生の頃よりすでに始まっているということなのです。

さらに、平成11年（1999年）の国民生活基礎調査で「便秘」であると答えた人は1000人中、女性46・7人、男性18・6人であるのに対して、平成22年（2010年）の同調査では1000人中、女性50・6人、男性24・7人と、確実に腸の不調を認める人が増加しているのです。

消化・吸収・排泄・免疫

最近さまざまなメディア、本や雑誌などで腸のことがよくとりあげられており、腸という言葉を目にする機会が多いのですが、じつは腸は、小腸と大腸に分類され、役割が大きく異なるのです。

ヨーグルトの宣伝などで、腸のはたらきをよくする、腸の免疫力《めんえきりょく》を上昇させるなどと書いてある記事が目につきます。

これらは、まったくの間違いというわけではありませんが、小腸、大腸に対してどのように効《き》くとは書いていないのです。ですから、ヨーグルトが腸に対して万能の効果があると思いこんでいる方が多いと思いますが、これはちょっと困った問題です。ですから、まず小腸と大腸のはたらきを正確に知ることが重要なのです。

　腸は口から始まる消化管の最後尾です。さらに腸は、小腸と大腸に大別できる器官です。消化管は頭頸部《とうけいぶ》から、胸、骨盤《こつばん》にいたる長い臓器であるため、腸は胸の下から骨盤内にかけて、複雑な形で存在しています。口、食道、胃から始まって小腸の一部である十二指腸になります。

図表1　ヒトの腸

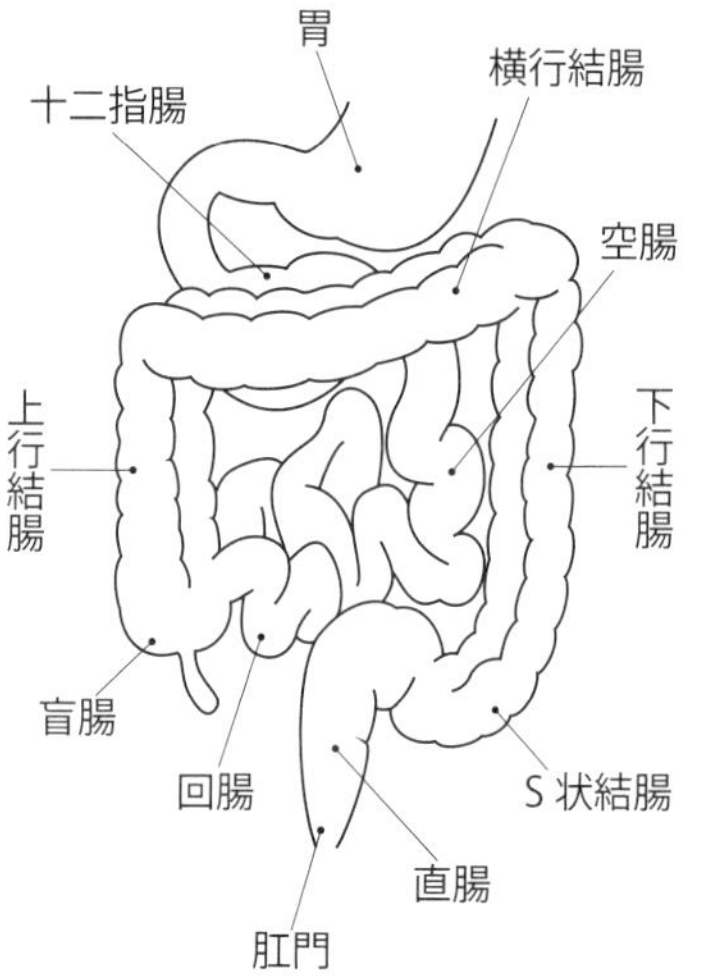

・小腸＝十二指腸＋空腸＋回腸
・大腸＝盲腸＋結腸（上行・横行・下行・S 状）＋直腸

　小腸（十二指腸→空腸《くうちょう》→回腸）は約6～7メートルもあり、大腸は、盲腸、上行結腸、横行結腸、下行結腸、S状結腸、直腸が小腸を取り囲むように存在し、その長さは約1・5～2メートル程度、人の身長とほぼ同程度といわれています。

　つまり、小腸と大腸を足した腸の長さは、7・5～9メートルにも及ぶことになります。

　その内面は、粘膜《ねんまく》でおおわれ、外側は平滑筋《へいかつきん》（心臓を除く内臓に分布する筋）で包まれています。

消化管は、口から食道、胃、小腸を通過し、大腸が出口となるわけです。よく「口は腸とつながっている」といわれますが、この言葉は、物理的なつながりだけでなく、食事が腸の状態に大きく影響することも意味しているのです。

では、腸にはどんなはたらきがあるのでしょうか。それは大きく次の4つに分類できます。

①消化（小腸）
②吸収（小腸、一部大腸）
③排泄《はいせつ》（大腸）
④免疫（主に小腸、一部大腸）

消化、吸収は人間が食べたり飲んだりしたものから、栄養分などを取りこむはたらきです。口から食べたり飲んだりしたものは、食道から胃に入り、そこで一部は消化されますが、大部分は消化しやすい形に砕《くだ》かれて、まず小腸に送りこまれます。

食物が小腸の最初の部分である十二指腸に入ると、膵臓《すいぞう》から膵液が分泌《ぶんぴつ》されて、炭水化物、タンパク質、脂質に分解します。また胆嚢《たんのう》から胆汁が分泌されて、脂肪の消化を助けるのです。

空腸と回腸は腸液を分泌し、炭水化物、タンパク質、脂質を最終的に分解し、吸収します。食物は4時間程度で小腸を通過し、この間に主な栄養素はほとんど吸収されて、残った食物残渣《ざんさ》が大腸に送られるわけです。

消化・吸収を担当している小腸に対し、排泄を担当しているのは大腸です。排泄には、食物の栄養分と水分を吸収した後の「食物残渣（便）の排泄」と、食物の中に含有《がんゆう》されている有害成分や体内で生まれる「毒素の排泄」の両方があるのです。

大腸には有害物質が集まり、ときには相互作用を起こしながら、有害物質以外に有毒ガスや活性酸素などを貯留させることになります。これらを便とともに体外に排出するのが大腸なのです。

排泄（解毒《げどく》）のシステムがうまくはたらかないと、老廃物《ろうはいぶつ》が体内に貯留することになり、体の不調を引き起こすことにつながってきます。

小腸で消化と吸収がおこなわれた後の老廃物は、大腸へ送りこまれます。大腸に送られた食物残渣は、泥状～液状になっていて、盲腸を通過した後に、結腸に入ります。

このとき、結腸全体で強い収縮運動が起こり（一日2～3回しか起こらない、大蠕動《だいぜんどう》という、朝がいちばん強い）、この力で便が肛門へ向かって押しだされます。

すると脳から「肛門を開くように」という指令が出され、肛門括約筋《かつやくきん》が緩《ゆる》んで便が排出されることになります。

ところが、便秘がちになると「便意」がうまく起こらない人があらわれます。便意は「内臓感覚」のひとつです。内臓感覚とは、心臓や肺、胃や腸などの臓器から生じる感覚のことです。

この内臓感覚には、便意の他に腹部膨満感《ぼうまんかん》、空腹感、口渇感《こうかつかん》、尿意《にょうい》、悪心《おしん》などがあります。腸は腸管に存在する神経叢《そう》や脳との連動、自律神経との連動によって動いていますが、排便の最終段階（肛門を閉じたり開いたりすること）だけは、本人の意志がないとできないのです。大腸の中に便が多く貯留しているにもかかわらず、排便を知らせる便意がないということは、人間の生命にとって危機的な状況といってもおかしくはないのです。

健康な腸には善玉菌20％、悪玉菌10％、日和見菌70％

腸の重要なはたらきとしては、免疫力もあげられます。これは腸管免疫といいます。

免疫とは、体外から入ってきた細菌やウイルスなどの病原体から、自分の体を守る仕組みといえるのです。もし免疫のはたらきがなければ、病気にかかりやすくなるだけではなく、病気やケガの症状も悪化してしまうでしょう。

腸には、全身のリンパ球の60パーセント以上が存在し、体の中でいちばん大きな免疫系と

図表2　消化管内の菌数比較

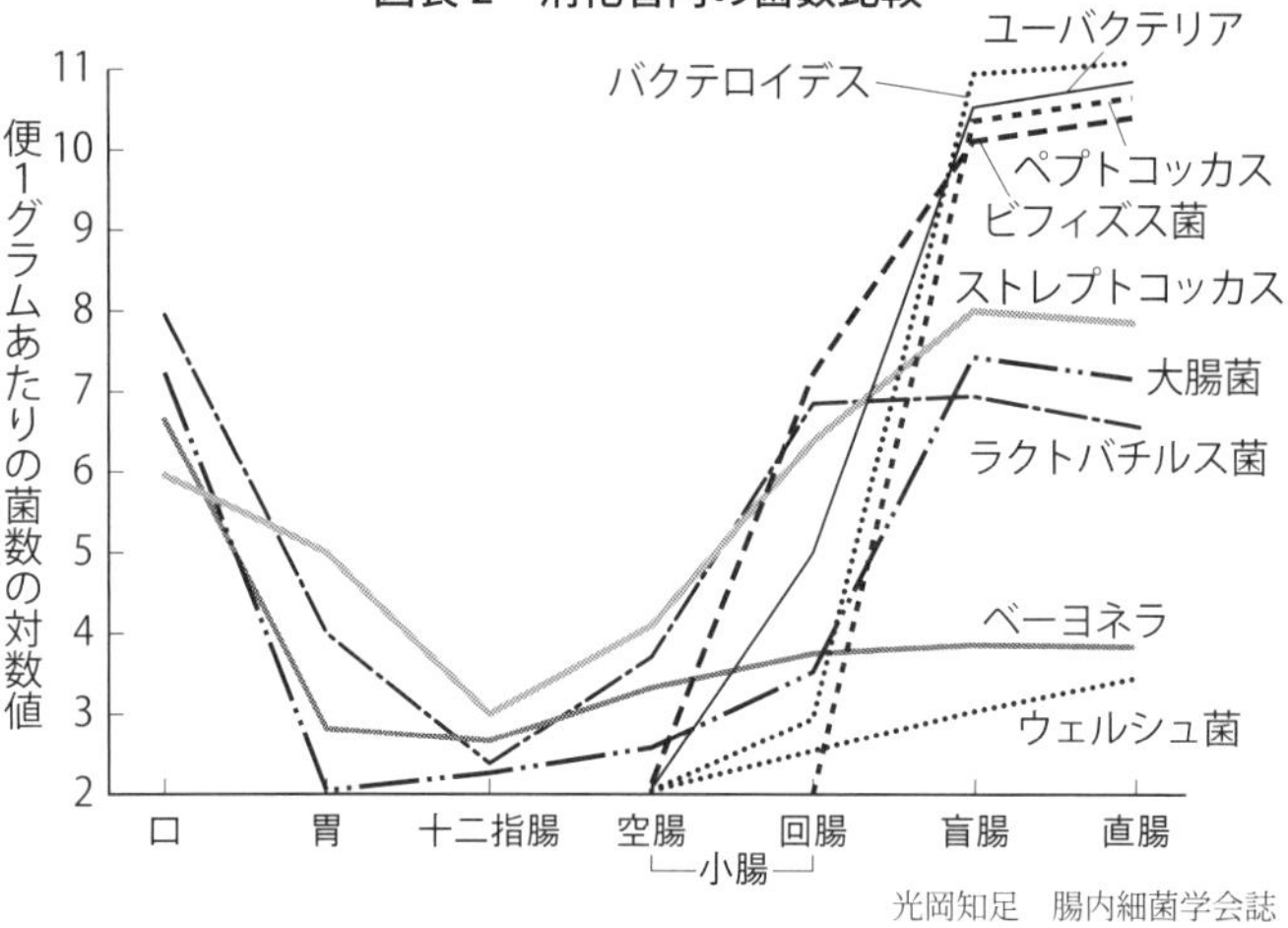

光岡知足　腸内細菌学会誌
15巻2号（2002）より

いわれているのです。腸につながる口からは、食べものや飲みものに加えて、微生物などの異物や病原菌も入る可能性があるのです。ですから、腸が健康で、免疫が十分に機能しないと、これらの異物や病原菌に対抗できず、常に病気や不調に悩まされることになるのです。

ところで腸内には、腸内細菌が存在します。ただしこの腸内細菌は、図表２に示すように小腸内と大腸内とでは存在する菌や菌数が異なるのです。

一般的に問題になるのは、大腸内の腸内細菌です。これは、４００種類以上、１００兆個もの常在菌が存在するといわれています。

この常在菌は、腸内環境に及ぼす影響から、大きく次の３つに分類されます。それは、善玉菌（腸内環境によくはたらく）、悪玉菌（腸内環境に悪くはたらく）、日和見菌《ひよりみきん》（状況によって善玉にも悪玉にもなる）の3つです。

腸が元気で健康ならば、善玉菌20パーセント、悪玉菌10パーセント、日和見菌70パーセントという割合ですが、便秘などで腸内環境が悪化すると、悪玉菌が増加してバランスが悪化し、結果的に免疫力が低下してしまう可能性があります（この免疫力が低下するメカニズムの詳細は不明なのです）。

腸内細菌がすんでいるのは主に大腸で、前述のとおり、小腸には少数しか存在していません。

では、小腸は免疫機能に関係がないのかというと、そうではないのです。腸管の粘膜には、腸特有のリンパ組織（免疫機能を担うリンパ球が集まる部位）があるのです。

ストレスが腸を襲う

体にあらわれる負担

以前より、腸はストレスを受けやすい臓器といわれてきましたが、実際はどうなのでしょうか。

2008年9月におこなった調査を提示してみます（塩水港精糖株式会社との共同研究）。この調査では、20歳以上の男女各世代100人ずつ、計600人に質問に答えていただいたものです。

アンケートで、日常生活でストレスを感じることがあるかどうかを質問したところ、ストレスを感じることが「非常にある、ときどきある」と回答した人が、調査対象者全体の89・7パーセントにも及びました。具体的には、男性268名、女性270名、合計538名です。

さらに、強いストレスを感じるとあらわれる諸症状について調べると、図表3のような結

図表3 ストレスを強く感じると出る諸症状（複数回答）

男性268人

	人数	不眠	胃腸痛	過食	食欲不振	下痢	便秘
20～39歳	114人	48.2%	31.6%	25.1%	14.0%	20.2%	7.9%
40～59歳	109人	50.9%	31.7%	20.2%	20.0%	28.4%	13.8%

女性270人

	人数	不眠	胃腸痛	過食	食欲不振	下痢	便秘
20~39歳	114人	46.5%	54.4%	40.4%	17.5%	17.5%	19.3%
40~59歳	113人	47.8%	48.7%	34.5%	15.0%	15.9%	15.5%

塩水港精糖株式会社・松生クリニック

果でした（ここでは20歳代から50歳代の方の症状を示します）。

このデータを見ますと、男性では40歳以降になると、不眠、胃腸などの痛み、食欲不振、下痢、便秘といった消化器系の諸症状が強くなります。社会状況の悪化は40歳以上の男性に強く感じられるためかもしれませんが、40歳を境として症状が出現しやすくなっていることは明らかです。

一方、女性では、男性よりも胃腸痛、過食などの症状が多く、下痢は比較的少ないのですが、便秘を認める人が多いのです。これはある意味で女性に特有な現象かもしれません。

いずれにせよ、これらは40歳以降になると胃腸の機能が、少しずつ低下することも、一因といえるでしょう。

過敏性腸症候群が増えている

ストレスが大きく関与している腸の疾患《しっかん》に過敏性腸症候群があげられます。過敏性腸症候群とは、慢性的に腹痛あるいは腹部膨満感があり、便秘あるいは下痢などの便通異常をともない、排便によって腹部症状が改善するものをいいます。

２００６年に公表された世界の過敏性腸症候群や機能性病気の研究会（ローマⅢ）の過敏性腸症候群の診断基準によれば、ひと月に３回以上の反復性の腹痛あるいは腹部不快感が、最近３ヵ月にあり、次の２つ以上の項目を満たすものとされています。

①排便により軽快する
②排便頻《ひん》度《ど》の変化で始まる
③便形状（外観）の変化で始まる

少なくとも診断の６ヵ月以上前に症状があらわれ、最近３ヵ月間は基準を満たす必要があります。腹部不快とは、腹痛とはいえない不愉快な感覚のことです。そして、過敏性腸症候群は「便秘型」「下痢型」「混合型」「分類不能型」の４つに分類されます。

なお、アメリカでは「便秘型」の過敏性腸症候群は、便秘の一型ともいわれています。過敏性腸症候群において推測される主な原因は、消化管運動異常と消化管知覚過敏に大別されます。

消化管運動異常では、大腸運動の攪拌《かくはん》運動である分節運動と腸内容物移動作用である蠕動運動の異常による便秘や下痢との関連が推測されています。

「下痢型」は、食事により蠕動が誘発されやすいため下痢しやすくなる。逆に「便秘型」では食事により蠕動運動が誘発されず、遠位結腸（直腸よりかなり口側の上行結腸など）を中心に、腸がくびれたような収縮を起こす分節運動が誘発され便秘になりやすくなる。いずれも蠕動運動に異常があって、下痢と便秘の両極端になりやすいということです。

一方、消化管知覚過敏では、消化管の拡張に対する痛みの反応がより強く認められることも報告されています。一般のイメージとして、過敏性腸症候群は、まるでストレスがすべて原因のごとく語られていることが多いのですが、ストレスは原因というよりは重要な増悪因子です。

ストレスと腸の関係は脳腸相関で説明できます。ストレスが脳神経と腸神経叢の両方に作用して、小腸や大腸の運動を過剰にしたり不足させたり、消化管の知覚過敏を引き起こすことが示されるのです。

間違っている腸情報

プロバイオティクスに注目

腸によいとされる食材やサプリメントは多数存在しますが、中には間違ったものも少なくはありません。その中で気をつけなければならないことを述べてみたいと思います。

まずは、多くの人が腸によいと思って食べているヨーグルトについてです。

小腸、大腸などの消化管にはさまざまな種類の腸内細菌がすみついています。腸内細菌によってつくられる免疫機能が便秘だけでなく、感染症などさまざまな病気を防御《ぼうぎょ》してくれる可能性が次第に明らかになってきており、腸内環境を良好に保つための食品やサプリメントが注目されています。

これは、プロバイオティクスと呼ばれています。ヨーグルトもプロバイオティクスのひとつで、ヨーグルトに多く含有される動物性乳酸菌は、腸内環境を良好にしてくれます。

ところが、動物性乳酸菌を食事でとった場合、そのすべてが腸に到達するわけではなく、ヨーグルトの消化の過程で胃液内の胃酸に殺されてしまうことが多いのです。つまり過酷な環境では、動物性乳酸菌は生きていけないのです。

一方、漬けものや味噌などに含まれる植物性乳酸菌は、胃液、腸液などで死滅しにくいのです。したがって、すぐきや野沢菜、しば漬けなどを毎日少量ずつとることがおすすめです。漬けものの塩分が気になるのであれば、ラブレ菌含有飲料水（カゴメが発売している「ラブレ®」）がよいのです。

ヨーグルトは万能のようなイメージがひとり歩きしていますが、じつはマイナス面があります。

ある細菌学者は、ヨーグルトを毎日５００ミリリットルもとってダイエットができたと自慢していますが、これはとんでもない間違いです。

じつは、ヨーグルトの栄養価が脂肪の面から語られる機会は、これまでほとんどありませんでした。ある学者は、ほとんど乳製品を食べる習慣のなかった日本人が、１９４５年以降、積極的に乳製品をとるようになったことが糖尿病《とうにょうびょう》増加の一因になっているのではないかとも指摘しているのです。

日本食品標準成分表を見ると、ヨーグルトには血中コレステロール値を上昇させる飽和《ほうわ》脂肪酸が多いことがわかります。

このようなヨーグルトを、腸によいからといって毎日食べながら、血中コレステロール値や血中ＬＤＬ値（悪玉コレステロール値）が高値であるという理由で、高コレステロール値を低下させる薬剤を服用している患者さんも結構見かけるのです。

これでは、治療の意味がありません。ヨーグルトを１００ミリグラム前後適量とるのであれば、カルシウムなども摂取《せっしゅ》できてよいのです。

どうしてもヨーグルトを多量にとりたいという希望の方がいれば、低脂肪ヨーグルトまたは無脂肪ヨーグルトをすすめます。

ヨーロッパなどでは10年以上前から常識なのです。日本でも、遅ればせながら２００８年に、低脂肪ヨーグルトが発売になっています。

以上のことから、動物性乳酸菌ばかりでなく、植物性乳酸菌もバランスよくとることがおすすめです。

玄米ブームにご用心

また、最近の健康ブームを反映して、玄米が隠れたブームです。この玄米は、体にとっては、白米と比較してさまざまなビタミンや食物繊維が多く含有されているので、健康によいのは事実です。

ただし注意しなければならないこともあるのです。玄米食はマクロビオティックをきっかけに普及しました。マクロビオティックは、海外ではマドンナやスーパーモデルなど数多くの著名人が実践して有名になり、日本に逆輸入されました。

もともと玄米菜食主義を発案したのは、明治時代の軍医である石塚左玄《いしづかさげん》でした。その後、桜沢如一《さくらざわゆきかず》や久司道夫《くしみちお》らがヨーロッパやアメリカなどで広めたのです。しかし、便秘を治《なお》したいからと、玄米食ばかりとることには、少々問題があります。

玄米は稲のいちばん外側の米のもみ殻だけを除去したものです。当然、白米とは比較にならないほどの多くの食物繊維を含んでいます。玄米に多く含まれるのは、水に溶けない不溶性食物繊維なのです。

しかし、**スムーズな排便には、不溶性食物繊維ばかりでなく、水を引っぱってくれる水溶性食物繊維が欠かせません。**不溶性食物繊維ばかり食べていると便が硬くなってしまったり、腹部膨満感が強くなったりしてしまいます。さらに玄米は、よく噛《か》まないと消化に悪いのです。

したがって、玄米食ばかり食べていると、かえって便秘が悪化してしまうことがあるのです。慢性的に便秘があったり、ストレスなどで腸のはたらきが悪くなっていたりする場合には、症状がとくに悪化しやすくなります。

さらに、玄米は消化に時間がかかるため、胃や腸に負担をかけてしまうのです。私が大腸内視鏡検査を施行した患者さんの中には、上行結腸に未消化の玄米が貯留していた人が数人いました。

ただし、玄米食がすべて悪いわけではありません。ある程度、便秘が改善してきて、腸のはたらきがよくなってくれば、便秘予防にはうまく利用できるのです。

海藻も注意が必要

マクロビオティックなどですすめている海藻類も注意がいる場合があります。それは、胃の手術や子宮の手術などで、開腹手術を受けた人です。

おなかの調子をよくしたいからといって、海藻サラダなどを毎日摂取している方がいます。これは危険です。というのは、開腹手術を受けた方は、なんらかの癒着《ゆちゃく》が存在し、腸閉塞《ちょうへいそく》（イレウス）になる危険性があるのです。

海藻は、たしかに腸にはよいのですが、これも未消化になりやすいので、癒着のところで詰まったりすると腸閉塞を引き起こすことがあります。

また大腸がんなどの腸の手術を受けた方も同様です。ときどきワカメなどを味噌汁に入れて摂取する程度なら問題はないと考えられますが、おなかの調子をよくしようとして多量に海藻をとるのは、よくありません。こういうことは、マクロビオティクスの教科書には書いていないのです。

アロエをすすめないわけ

さらに以前より、腸によいということでサプリメント（食品扱いのものでアロエを含有することも可）や健康食品あるいは、直接アロエの液体を摂取するなど、日常的にアロエを摂取している人がいるのですが、これも注意が必要です。

アロエはアロエ科アロエ属の多肉植物です。日本では、食用にはキダチアロエの皮を除いたゼリー状の部分であるアロエベラが広く使われています。アロエベラは、生薬《しょうやく》として民間療法（腸にもよいとされている）に用いられてきました。しかし、**便秘解消のためにアロエを積極的にとるということはおすすめしません。**

アロエは、下剤であるセンナや大黄《だいおう》と同様に大腸を刺激する成分（アロエではバルバロンという含有成分が腸管に作用し、大腸を動かします）が含有されており、一般的にはアントラキノン系下剤と分類されています。このため、市販の下剤の多くにはセンナ、大黄、アロエなどの生薬が使用されています。

生薬だから安全というのは、大きな間違いです。これらの大腸を刺激するタイプの下剤は効果がある半面、副作用も存在するのです。後で詳しく述べますが、アロエ、センナ、大黄を長期間連用すると大腸黒皮症《こくひしょう》（大腸メラノーシス）を発生し、腸の表面が褐色《かっしょく》あるいは黒褐色に変化するばかりでなく、腸の神経（腸神経叢）にも異常を引き起こし、その結果、腸のはたらきが悪くなり、重症の便秘症を招いてしまう可能性があるのです。

たとえば、アロエを長期間、毎日摂取していて、快便であったのが、ある日なんらかの理由で突然アロエの摂取を中止してしまうと、まったく排便ができなくなってしまうことがあるのです。

おなかの張りから肥満も始まる

ダイエットのつもりが……

排便がない日が数日間続くと、おなかが張ってきます。理由のひとつは、腸にガスが溜《た》まることです。健康な人でもおならなどで一日に排泄されるガスの量は、２～３リットルにもなります。

この排便障害によって便が硬くなり、直腸に近いＳ状結腸付近に内容物が貯留してくると、このガスが出せずに大腸に溜まり、おなかの圧迫感や膨満感が感じられるようになります。

とくに女性の場合は、大腸全体が下垂《かすい》していることが多いため、おなかの真ん中を真横に走る横行結腸で圧迫され、胃の内容物の逆流を起こすことになります。これが胃や食道の不快感につながるのです。

ひどい人では、胸焼けやげっぷの原因になる逆流性食道炎を起こすこともあります。

このように大腸の膨満が苦しいという理由で、下剤を服用しはじめる人が多いのです。

腹部症状などがより強くなったものが月経前緊張症（ＰＭＳ）です。便秘のほか、頭痛や皮膚の荒れ、イライラなどの全身の不調が起こってくるため、日常生活の質が著《いちじる》しく低下することがあります。

もうひとつ、便秘が女性に多い理由として、排便に関与する腹筋や横隔膜《おうかくまく》の筋力が弱いこともあげられます。

さらに女性はダイエットのために朝食を抜く人が多いのです。

朝食は、大腸の蠕動運動をもっとも活発にしてくれるとともに、胃・結腸反射（食べものが胃に入るとその信号を脳が受けて、内容物を送りだせ、という指示が出ます）を促し、その後、大蠕動を起こします。

朝食をとらないと、大蠕動が起こらなくなり、腸のはたらきも低下してしまいます。朝食を抜くと食事量が減少し、食物繊維量も不足することで悪循環になり、むしろダイエットに逆行することになります。

女性が便秘になりやすい理由

便秘は圧倒的に女性に多いことが統計的に明確になっています。２０１０年に施行された国民生活基礎調査の結果では、自分は便秘であると認めている人は、１０００人あたり女性で50・6人、男性で24・7人となっています。

この数値を日本全国の人に当てはめて計算すると、男女合わせて約５００万人となります。おそらく実際には、もっと多くの人が便秘に悩んでいるでしょう。

便秘が女性に多い理由として、生理的な要因があります。生理の前になると便秘になりやすいという経験をした方は多いと思います。

女性の体を支配する女性ホルモンのうち、黄体《おうたい》ホルモン（プロゲステロン）は、排卵から月経までの時期に多く分泌されます。この黄体ホルモンは腸の平滑筋の刺激感受性を低下させたり、便の素になる大腸の内容物の水分を吸収したりする作用があります。

このため、黄体ホルモンの分泌が盛んになると大腸の蠕動運動が抑制され、さらに便が硬くなってしまうのです。

この症状が強くなったものが月経前緊張症（ＰＭＳ）などともいわれているのです。

第2章

「停滞腸」が止まらない！

おなかポッコリの犯人

便意が起きるまで

食べものを食べると、口から入って食道そして胃に入ります。そこから小腸（十二指腸、空腸《くうちょう》、回腸）、そして大腸（盲腸、上行結腸、横行結腸、下行結腸、S状結腸、直腸）、最後に肛門から排泄《はいせつ》されるわけです。

腸は大別して小腸と大腸に分類され、小腸では主に消化・吸収、大腸では水分の一部の吸収、さらには排泄がなされているのです。では、どのようにしてこのような腸の運動はなされているのでしょうか。

食べたものが胃腸に入ると、自律神経（全身の血管や内臓等のはたらきを無意識のうちに調整している神経で、アクティブモードの交感神経とリラックスモードの副交感神経がある）のうち、リラックスをつかさどる副交感神経がはたらいて、胃・結腸反射が起こります。

その結果、大蠕動《だいぜんどう》が起きて、便が直腸まで運ばれるのです。

図表4　腸管運動

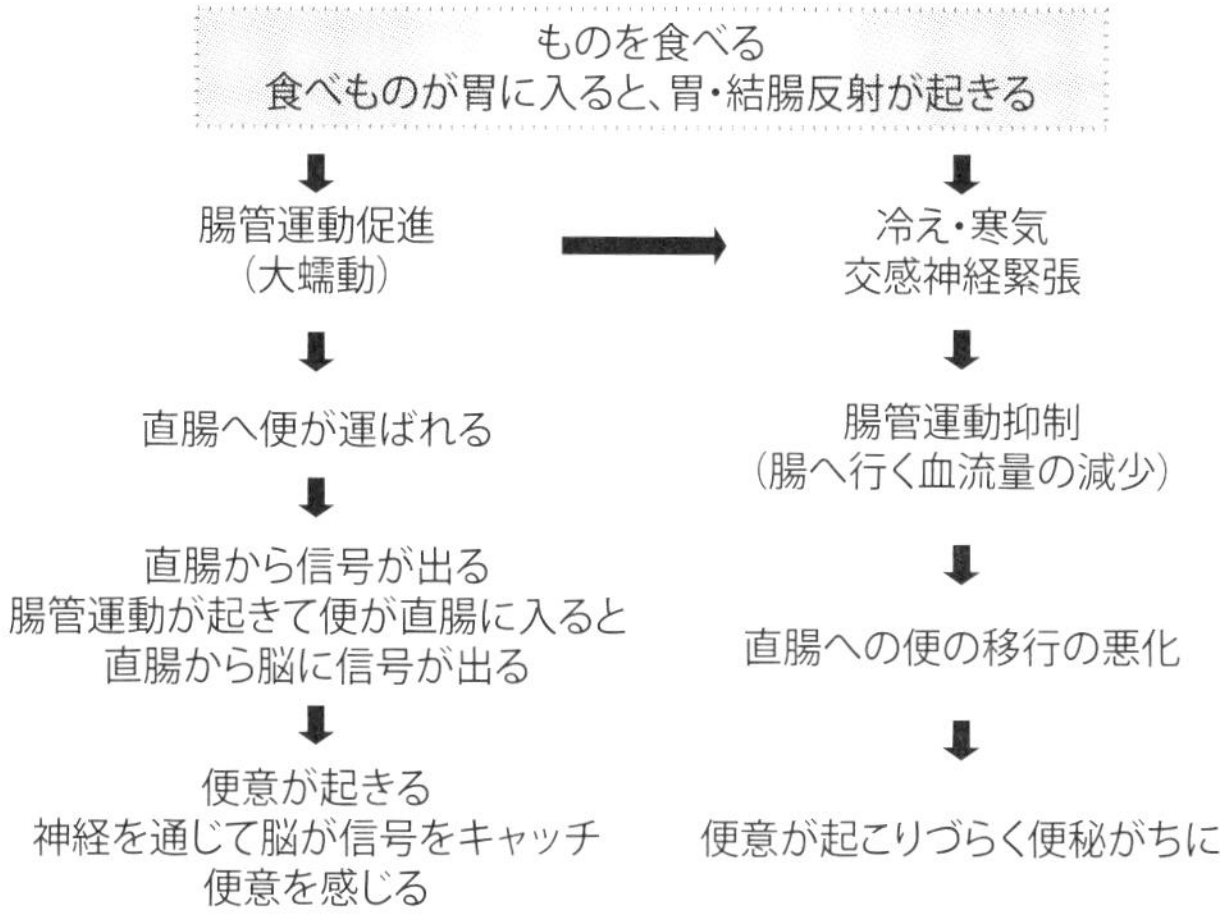
ものを食べる
食べものが胃に入ると、胃・結腸反射が起きる
腸管運動促進
（大蠕動）
直腸へ便が運ばれる
直腸から信号が出る
腸管運動が起きて便が直腸に入ると
直腸から脳に信号が出る
便意が起きる
神経を通じて脳が信号をキャッチ
便意を感じる
冷え・寒気
交感神経緊張
腸管運動抑制
（腸へ行く血流量の減少）
直腸への便の移行の悪化
便意が起こりづらく便秘がちに

このように、直腸に便が入ると今度は直腸から脳に信号が出されます。信号は、直腸を含めた腸全体に神経細胞が存在するために行き渡ります。すると、神経を通じて脳が便意をキャッチする、こうした一連の過程が腸に存在するのです。

また腸管運動が抑制され、毎日少量ながらもおなかが張る（腹部膨満感《ぼうまんかん》）、ガスが溜《た》まりやすく排出しづらいといったことは、多数の方が経験していると思います。

私が以前勤務していた横浜の松島病院大腸肛門病センター・松島クリニックで調査したところ、便秘を認めない人の中でも約60パーセントの人はおなかが張るということを経験したことがあったのです。

このように**腸管の基本的な運動が低下した腸**

図表5　停滞腸の影響は全身に及ぶ

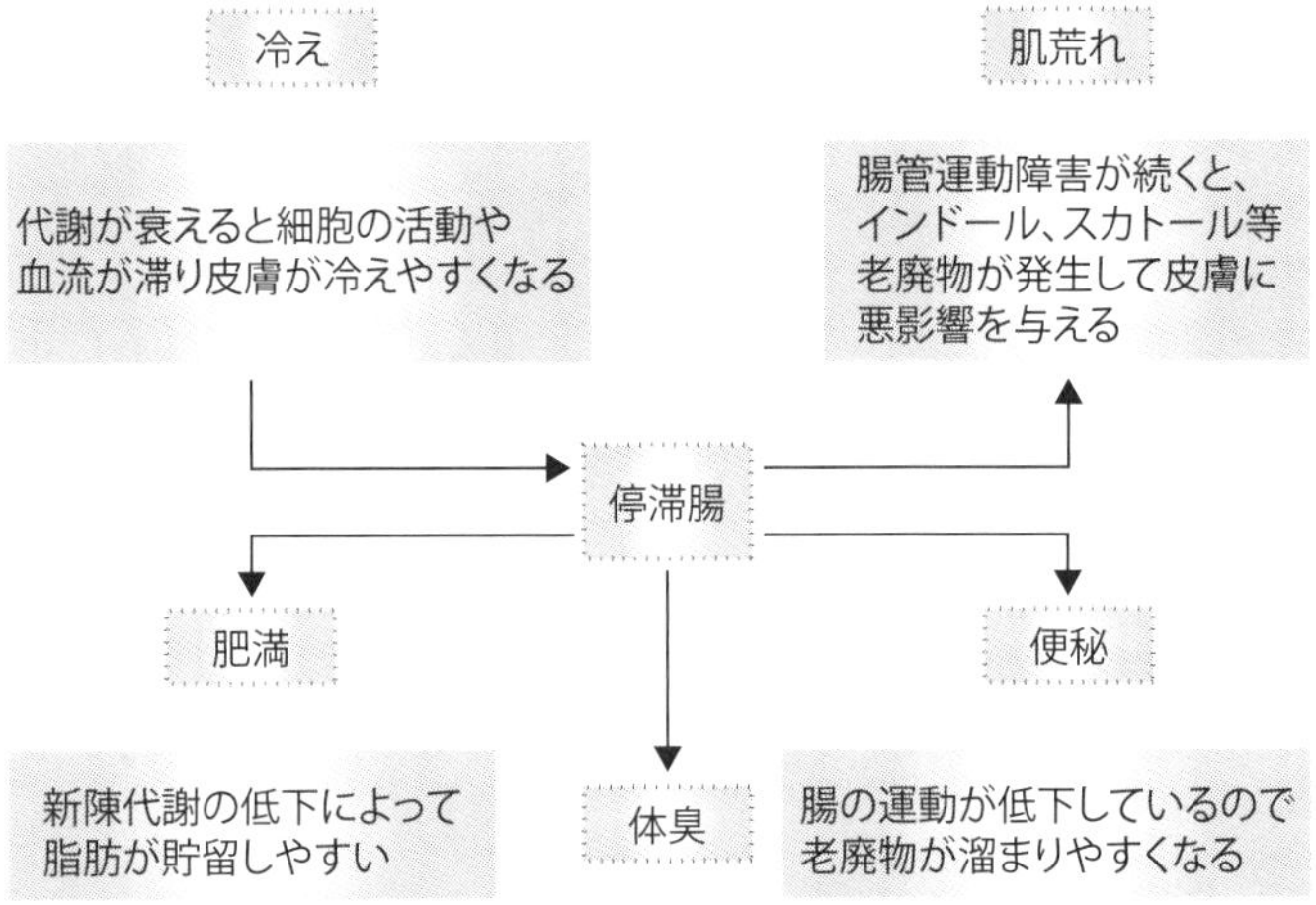
冷え
代謝が衰えると細胞の活動や血流が滞り皮膚が冷えやすくなる
肌荒れ
腸管運動障害が続くと、インドール、スカトール等老廃物が発生して皮膚に悪影響を与える
停滞腸
肥満
新陳代謝の低下によって脂肪が貯留しやすい
体臭
便秘
腸の運動が低下しているので老廃物が溜まりやすくなる

のことを私は「停滞腸」と命名しました。つまり、おなかがポッコリとしているような状況です。

　この停滞腸は、ある意味ではおなかが冷えてくると腸管の運動が低下してくるためか、便秘とはいえなくても、停滞腸といってよい人が急に増加してくるのです。

老廃物が全身にまわる⁉

　では、停滞腸になると、どういう症状が出るか、それはまず図表5を見てください。

　停滞腸に陥《おちい》ってしまうと、腸内に老廃物《ろうはいぶつ》が貯留しやすくなり、そこから血管を伝って老廃物が全身にまわっていくといわれています。その結果、頭痛、肩こり、疲れやすさ、だるさ等のさまざまな症状があらわれることもあるのです。

図表６　常習性便秘症において逆流性食道炎を認める割合

性別	逆流性食道炎例数	常習性便秘症例数	食道炎の占める割合
男性	8	39	2%
女性	38	481	7%
合計	46	520	9%

常習性便秘症例において逆流性食道炎を認めた症例の年齢別分布

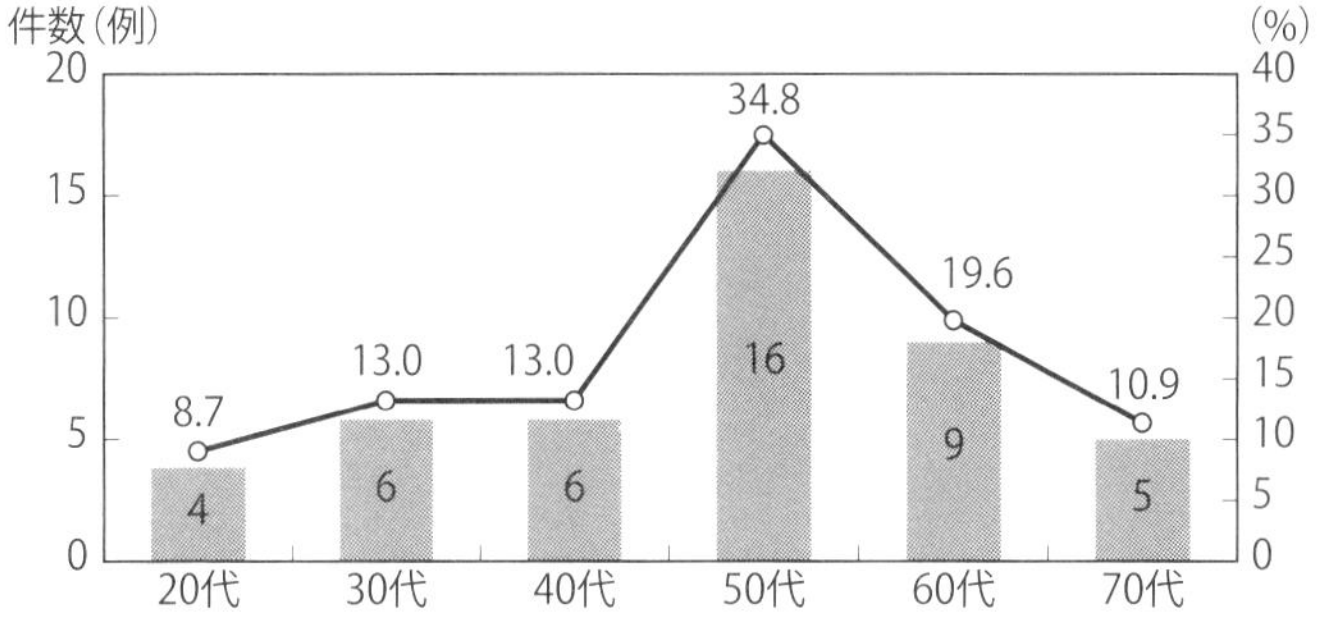

さらに、ニキビ、肌荒れ等も引き起こすことがあるのです。

また、停滞腸の悪化による便秘にともなって患者さんがよく訴えるのが、腹部膨満感（ガス腹）です。健康な人ならおならとして外へ出るガスが、便の貯留でガスの排出がさまたげられるため、さらにおなかに溜まるのです。おなかに溜まるガスの量は、多い人では大型のペットボトル２本ほど、つまり２～３リットルものガスが溜まっていることもあるのです。

これだけ溜まれば、下腹がポッコリ出ないわけがありません。体調面でも、ガスが溜まっておなかが苦しい、痛いというケースに陥ったり、胸焼け、げっぷ、吐き気、胃の不調の原因にもなりかねません。

停滞腸チェックリスト

私のクリニックで慢性便秘症の人５２０人を調査したところ、げっぷ、胸焼けなどの逆流性食道炎の症状を認めた人が46人（約９パーセント）いました。便秘によっておなかにガスが溜まることで腹圧があがると逆流性食道炎を起こすのです（図表６）。

さらに、口臭、体臭、むくみまで生じることもあるのです。また停滞腸になると、なかなかやせられない場合があります。これは新陳代謝《しんちんたいしゃ》の低下によって脂肪が燃焼しにくくなり、太りやすくなるのではないかと思われるのです。

さらには、運動不足やストレスから停滞腸に陥るケースもあります。また体が冷えてくると、交感神経が優位になり、それにともなって腸管の運動が抑制される。また交感神経が優位ですと血管が収縮して血行が悪くなり、腸に行く血流も減少する等の要素も加わって、腸管の運動が抑制されると考えられるのです。まさに、これが停滞腸ですね（このような場合、たくさん歩けば体が温《あたた》まり、腸の運動もよくなるのです）。

●停滞腸チェックリスト

①野菜はあまり食べない

②果物はあまり食べない
③外食が多い
④水分の摂取量《せっしゅりょう》が少なめである
⑤一日３食、食べないことがよくある
⑥食後下腹部がポッコリと出やすい
⑦むくみやすい
⑧冷え症である
⑨真冬になると腹部の症状が悪化する
⑩それほど飲み食いしているわけではないのに、なぜだかやせない
⑪ダイエットをしているのに下腹部だけポッコリと出ている
⑫なんとなく、いつもおなかがスッキリしないし、体も重たく感じる
⑬便が出た後も爽快感《そうかいかん》がない
⑭便秘をしている
⑮あまり体を動かさない、歩かない
⑯最近ストレスを感じることが多い

この中で4～5項目当てはまるものがあれば、軽度の停滞腸。
6～8項目であれば、中程度の停滞腸で注意が必要。
9項目以上であれば重度の停滞腸である可能性が高いでしょう。

悪化する腸内環境

なぜ腸のトラブルが増大する一方なのか

なんとなくおなかが張るという症状の停滞腸の人は、最近よく見かけます。つまり、毎日排便があるもののスッキリしない、おなかが張るといったような人たちです。

停滞腸や便秘等、腸のトラブルを認める人が増加してきたのは、日本人の腸の状態が悪化してきているといえます。つまり、日本人の腸内環境が悪化傾向にあるのは明らかです。

では、なぜ日本人の腸内環境が悪化してきているのでしょうか。その原因は、①食生活の大きな変化、②体内リズムの乱れ、③ストレス、④運動不足、⑤内・外環境の変化、に大別されます。

①食生活の大きな変化

戦後、日本人の食生活は大きく変化しています。とくに、東京オリンピック（１９６４

年）前後の1960年代半ばから、肉類、乳製品摂取が増加し、それにともなって、米などの穀類摂取が低下しました。その結果、食物繊維摂取量が減少してしまったのです。

さらに、ヨーグルト等の動物性乳酸菌摂取量は増加しましたが、逆に日本人が従来とっていた味醂《みりん》、醤油《しょうゆ》、漬けもの等の摂取量が減少し、それにともなって植物性乳酸菌摂取量も減少してしまったのです。

さらに肉類の摂取量の増加は、魚介類を食べる機会を減らしてしまいました。また、以前それほど日本人はとらなかった脂肪の摂取量が、60年代と比較して約2倍にも増加しており、近年の日本では、とりすぎるとよくないトランス脂肪酸やリノール酸の摂取量が増加してきているのです

②体内リズムの乱れ

人間の体、脳には、心と体が健康でいるために必要な「体内時計」が備わっています。腸にも、消化・吸収・排泄（排便）等のリズムがあり、それに合った生活をすると、腸の健康状態がよくなります。

逆に腸のリズムを壊す毎日を送っていると、停滞腸（おなかの張り、腹部膨満感）、便秘、下痢等に悩まされがちになり、老廃物を溜めこんだり、腸内の環境が悪化していきます。

腸のリズムを壊す主な原因は、昼夜逆転の生活、朝食抜き、不規則な食事時間、夜遅い食事、便意の我慢等です。

このようなリズムの乱れは、現代人の多忙さによるところも大きいといえます。プライベートな時間より仕事を優先してオーバーワークが続く日々等が腸に負担をかけているのです。

③ストレス

現代人のストレスの多さは、腸内環境を悪化させる原因のひとつです。ストレスは心理的なものと身体的なものに大きく分かれます。

身体的なストレスには、寒暖の変化（後に詳細に述べます）、騒音などから生じるもので、心理的ストレスは、仕事上のプレッシャー、職場や家庭等での人間関係の悩み、将来や老後への不安等から発生し、現代社会ではますます増加しているのです。

腸は脳腸相関といわれるくらい、このようなストレスを敏感に察知します。たとえば、心配事があるときに腹痛が起きて下痢気味になるのも、腸とストレスのこの関係からなのです。

④運動不足

日本人、とくに若い人の食事を見ていますと、ファストフード等のカロリーオーバーの食事の人が多く認められます。それに加えて運動不足が指摘されています。

運動不足になるいちばんの原因は、交通機関の発達やデスクワークの多機能化等から、歩く機会と時間が少ないことです。体を動かす、とくに歩かないと腸は動きません。

その結果、停滞腸や便秘等も引き起こしてくることになるのです。体を動かす機会が少ないのは、肥満や生活習慣病の原因になるだけでなく、腸の健康にとってもよくありません。

⑤内・外環境の変化

③のストレスのところでも述べましたが、寒暖の変化は、身体的ストレスで、体や腸を冷やすことになり、停滞腸や便秘を引き起こすことになります。
外来で診察していますと、おなかのまわりが薄着の人が本当に多いのです。コートやジャケットは着ているものの、それを脱ぐと下はTシャツ一枚で、すぐ下は皮膚という人が非常に多く目につきます。

また、ショート丈のTシャツやニット類等も非常に多いのです。これではおなかまわりは冷えてしまいます。さらに、最近ではエアコンが発達しているため、室内ではものすごく暖かく、一歩外に出ると外気が冷たいため、その温度差が昔と比較して著明です。これでは室内ではおなかは冷えないものの、外に一歩出た途端に、ものすごくおなかを冷やしてしまうことになります。

寒い外に出て、おなかが急に冷えて調子が悪くなってしまったという経験は、誰もが一度はあるのではないでしょうか。

また逆に、夏場にものすごく暑い外から帰ってきてクーラーがガンガンときいた涼しい部屋に入ったりすると、おなかが冷えて、これまたおなかの調子が悪くなるというものです。このことからもわかるように、おなか、とくに腸と内・外環境の冷える変化は密接に結びついているのです。

このように、まず腸管へのなんらかの抑制効果によって停滞腸を招き、それが次第に悪化していくと便秘になると考えられます。それとともに腸管機能は加齢によって低下していくのです。

第3章

脱「下剤依存症」！

便秘の正体

便秘もさまざま

前章では「排便は、ほぼ毎日あるものの、おなかが張ったり、便が出てもスッキリしなかったりという、腸の不調を訴える人」たちの症状の総称を「停滞腸」と命名しました。

この停滞腸は、大腸の運動が低下傾向にあると考えられます。その停滞腸が悪化していくと、次第に排便困難になり、便秘傾向になっていくのです。

ただし、便秘に関しては、厳密な意味での定義はなく、消化器専門医の共通概念として、**2〜3日に一度排便があって、自覚症状がなければ便秘とはいわない**、ということになっています。

では、便秘にはどんなタイプのものがあるのでしょうか。

便秘には、がんやポリープなどの病気で起こる**症候性便秘**と腸の機能が低下して起こる**慢性便秘**とがあります。一般に多く認められるのは慢性便秘で、常習性便秘とも呼ばれています。

慢性便秘は、大別して３つに分類されます。

①直腸型便秘

直腸まで便がおりてきているのに、便意が起こらないために便秘になる

②弛緩性《しかんせい》便秘

大腸全体の運動機能が低下して起こるタイプの便秘。おなかが張っているのに排便できないのが特徴

③痙攣性《けいれんせい》便秘

ストレスから結腸の緊張が異常に高まって起こる。便秘と下痢をくり返すのが特徴

実際、診察していると、これらのいずれかに当てはまるという症例は少なく、①と②が組み合わさっているケースが多く見られます。

また、③は比較的少ないです。しかし、この分類は、過去の文献を調べてみますと、１９５０年代に、腸のレントゲン写真などを参考にして作製されたもので、治療に直結していない部分もあります。そこで私は、便秘の治療に直結しやすい、障害部位別に分類した考え方

図表7　便秘の新しい分類

障害される腸の部位や便秘の原因	便秘の原因となる障害
1　小腸	①術後腸管癒着症 ②炎症性腸疾患（クローン病など） ③薬剤の副作用
2　結腸	①弛緩性便秘症（下剤長期連用による二次的障害を含む） ②大腸メラノーシス（アントラキノン系下剤長期連用による二次的障害を含む） ③術後腸管癒着症 ④薬剤の副作用 ⑤年齢による腸管機能低下
3　直腸・肛門	①直腸反射の消失 ②肛門反射の消失 ③肛門管の切除によるもの
4　消化管内容物の減少	①偏食（食物繊維摂取量の減少） ②年齢による食事量の減少
5　ストレス	①心理的ストレス ②物理的ストレス ③月経前症候群（PMS）

を提示しました。

図表7のように障害部位、原因別に分類したほうがわかりやすいのです。

では、便秘になってしまう原因について、もう少し詳しく見ていきましょう。

おなかによくない10のこと

便秘が悪化する原因をあげてみましょう。

①朝食抜き・ダイエット、糖質オフ・ダイエット

便は、食べものの残渣《ざんさ》ですから、食事をしなければ便の材料があり

ません。一方、朝食をとると、胃に食べものが入って胃・結腸反射が起こり、大蠕動《だいぜんどう》が起こって排便につながっていくのです。しかし朝食をとらなければこの大蠕動が起こりづらいのです。

最近、若い女性を中心に朝食を抜く人が増加しています。これは、便の素となるものの不足と、大蠕動を起こせないという二重の意味で、便秘に対してもっともよくないのです。

②便意の我慢

便が直腸におりてくると、便意が起こります。この便意は、内臓感覚のひとつです。ところが、朝忙しい、学校や職場でトイレに行きにくいなどの理由で、この便意を我慢してしまうことがあります。

ときどき我慢するのならいいのですが、我慢の回数が増加してくると、自然の便意が起こりにくくなってしまうことがあります。後述しますが、下剤を長期に連用している人は、ほとんどこの自然の便意が消失してしまっているのです。

③睡眠不足や夜型の生活

夜遅くまで起きていたり、昼夜逆転の生活をしていたりすると自律神経の障害などによって、腸のリズムがうまくいかなくなってしまいます。

④冷えと水分不足

長期にわたって便秘の患者さんを診察しているとわかるのですが、例年、冬の寒さがひどくなる1〜2月頃と、夏の暑さがピークになる8月頃になると、便秘が悪化する患者さんが増加します。つまり、室温や外気の温度の最高と最低の温度差が10度以上になってくると、便秘の状態が増悪するのです。私はこれ「10度の法則」と命名しました。つまり、温度差が10度以上になると、腸の調子が極端に悪化するのです。

1〜2月に、便秘が悪化するのは、気温の低下によって冷えやすくなるからです。全身の冷えにより末梢《まっしょう》血管（細い血管）が収縮すると、交感神経が優位になって、腸のはたらきが抑制されることになります。

また、血行が悪くなると腸に行く血流も低下しやすくなるため、これもまた腸のはたらきを抑制させる原因になるのです。冬は寒いため、水分をあまりとらなかったり、外出しないので歩かないといったことも便秘を悪化させることにつながるのです。

8月の便秘の悪化は、体内の水分不足によることが大きく関係しています。1リットルの水分をとっても、このうち0・9リットルは小腸で再吸収されてしまいます。さらに、発汗で水分が失われ、大腸に移行する水分が極端に減少するのです。

また、夏場も「10度の法則」からすると、エアコンも要注意なのです。外気との温度差が10度以上になればなるほど、おなかが冷えることが多く、体の反応としては交感神経優位になり、腸管の運動低下を招くケースが多いのです。

さらにクーラーによって過度に冷えてしまった場合も、交感神経が緊張してしまい、結果的に腸管運動が抑制されてしまうことにつながります。

⑤運動不足

蠕動運動には、腹筋が大きくかかわっています。腹筋が弱くなると、蠕動運動が起こりにくくなり（いきみが弱くなる）、便を排出することが困難になります。歩くことで腸管は動くのです。運動不足が腸管運動の低下を招くことにつながるのです。

⑥加齢

図表8に示すように20歳代をピークに加齢にしたがって、腸の弾力性が低下してきます。

高齢者に便秘が多い最大の理由は、加齢の影響で腸の機能そのものが弱くなることにあります。

図表8　ヒト腸管壁の各部分の強さの年齢比較

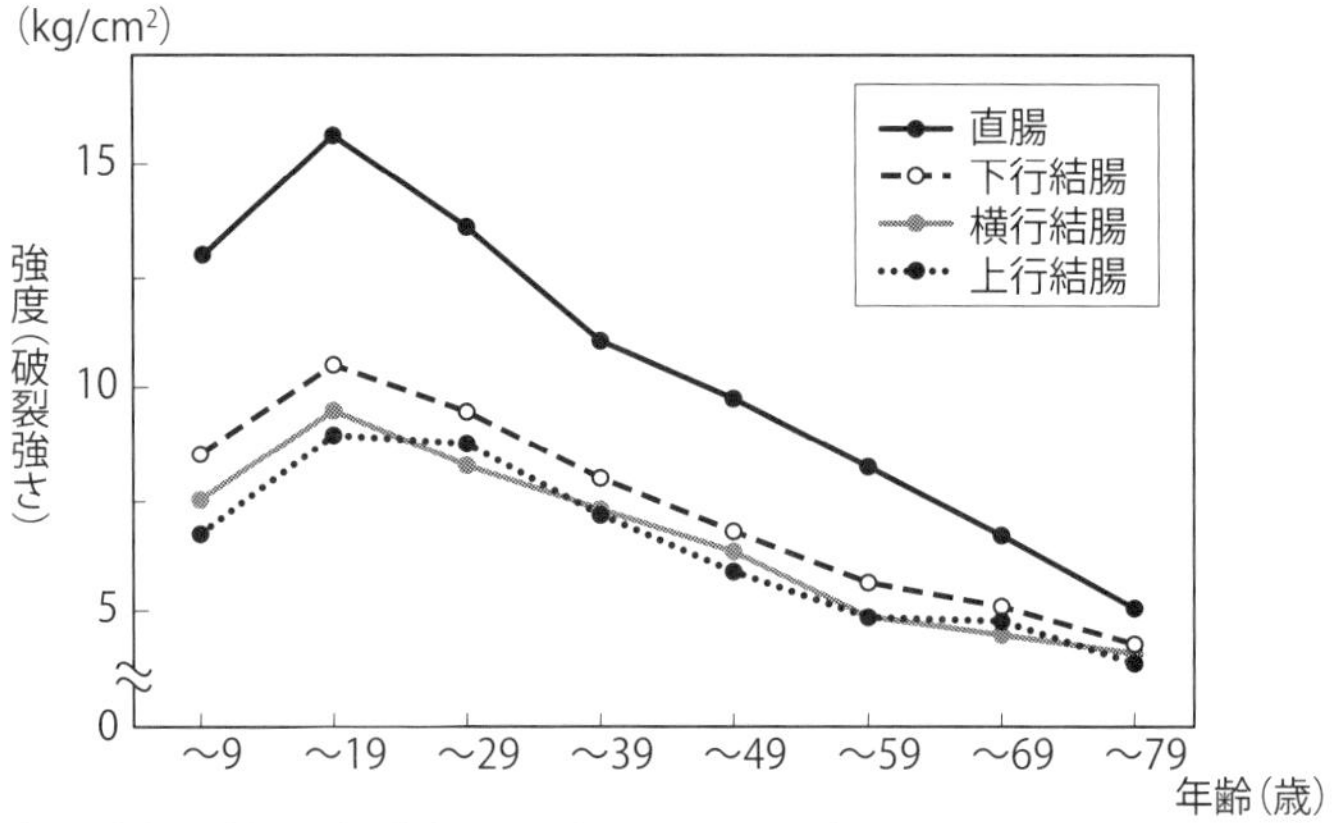

(Hosoda S, et al: Age-related changes in the gastrointestinal tract. Nutrition Review 50, 1992)
上のグラフは直腸、下行結腸、横行結腸、上行結腸に負荷をかけ、弾力性(強度)を調べた結果をまとめたもの。いずれも10歳代から20歳代の前半をピークとして、どんどん弾力性が失われていく

75歳をすぎると、大腸壁の弾力性が、若いときの30パーセント近く低下することがわかっています。さらには、腸管粘膜《ねんまく》の神経細胞の数も低下していくのです。また高齢者の場合、食事量が減少傾向になることも関与してきます。

⑦術後腸管癒着症

頑固な便秘の原因に、腸管の癒着《ゆちゃく》があります。虫垂炎や子宮筋腫《しきゅうきんしゅ》、子宮がんなどで開腹手術をして、臓器が空気にさらされると、隣りあった臓器と臓器、あるいは腸管と臓器がくっついてしまうことによります。

⑧特定の病気や薬の影響

甲状腺《こうじょうせん》機能低下症や抗うつ剤の副作用と

して、便秘が起こることがあります。

⑨ストレス

ストレスという言葉は、日本では心理的ストレスを指す言葉として認知されています。では、どの程度このストレスが腸と関与しているのでしょうか。

前にも述べましたが、オリゴ糖のメーカーである塩水港精糖との共同調査で、６００名を対象にアンケートを実施したことがあります。その結果、日常生活でストレスを感じると答えた人は89・７パーセントという高い数字を示しました。

このような人たちに、ストレスを強く感じるとどのような心身症状が出現するかということを質問したところ、不眠に次いで、食べすぎ、胃腸などの痛みといった腸の症状を認めました。

つまり、ストレスが腸の症状となって出現してくる人が３人に１人の割合で認められたのです。

その内容は、下痢、食欲不振、便秘などが中心でした。

くり返しますが、腸は、脳腸相関といわれるほど、脳と密接な関係があります。腸にストレスが大きく関与していることが示唆されるのです。

⑩女性ホルモンの影響

女性の便秘には、生理の周期にともなって分泌《ぶんぴつ》される女性ホルモンが大きく関与しています。排卵から生理までの時期は、黄体《おうたい》ホルモン（プロゲステロン）の分泌が活発となります。

この黄体ホルモンは、腸管の平滑筋《へいかつきん》の刺激に対する感受性を低下させ、大腸の内容物の水分を吸収する作用があります。したがって黄体ホルモンの分泌が盛んになると、大腸の蠕動運動が抑制され、便の水分が少なくなってしまうのです。

慢性便秘症になってしまったら

まず食材で排便促進をはかる

私のクリニックでは、「便秘外来」をおこなっており、毎日のように便秘の患者さんが来院します。

最近では、２〜３歳の子どもから90歳以上の方まで、さまざまな世代の方が来院します。

ここで注意しなければならないのは、厳密な意味での、世代別による便秘になるきっかけや過程は線引きできないのですが、大まかなことはわかります。

まず３歳以下の子どもについてです。この世代は、大人と異なり、直腸・肛門機能が不完全なのです。ですから自分で排便コントロールできないので、オムツをしているわけですね。とくに１〜２歳では、便秘になる場合に、大人ではS状結腸周囲に便が貯留しますが、この世代では直腸内に便が貯留します。

そして便が比較的長く貯留すると、直腸内で便が硬くなり、その便が次第に大きくなって排出困難になってしまうわけです。そしてもし排便できたとしても、便が硬いため、排便時に肛門が切れて出血したり、あるいは裂肛《れっこう》（切れ痔《じ》）になってしまうことがあるのです。

そうなると、排便時に肛門が痛くなるので排便を我慢する、その結果、ますます便秘は悪化していくことになるわけです。

それから、これは子どものとき見つかる場合があるのですが、腸管運動に関与する腸管神経叢《そう》が欠損しているヒルシュスプルング病という病気があります。これは、まったく排便できないので、腸の手術が必要な場合があります。

最近、３歳以降の便秘の子どもが来院するケースが増加してきています。子どもの来院のきっかけは、他の小児科のクリニックや病院などで下剤《げざい》を投与されているものの、なかなか改善せず、どんどん下剤の服用量が増加してしまう、などというケースです。

この下剤は、水溶性の下剤で、一般名をピコスルファートナトリウムといいます。化学合成系の下剤で、大人が使用する分には、比較的安全で、副作用も少ないのです。ただし、**子どもの時代から使用すると、自然の便意が消失してしまう可能性があります。**

このピコスルファートナトリウムを一日に5～15滴と服用してくるのです。しかも効果がなければ、どんどん増加させてもよいと担当医はいうのだそうです。そこで、母親が困って、子どもを連れて来院するのです。

このような場合は、まず食材としてとっても問題はなく、排便促進効果が期待できるものから紹介していくことになります。具体的にいえば、小腸を刺激しつつ食物残渣の滑《すべ》りをよくする**エキストラバージンオリーブオイル**、腸内でビフィズス菌を増加させてくれる効果をもつ**オリゴ糖**（乳果オリゴ糖）、便を軟便にする効果をもつ水溶性食物繊維の一種であるポリ**デキストロース含有《がんゆう》飲料水**などを用いて、ピコスルファートナトリウム服用量の減量・離脱を図ることになります。

第1章でも述べましたが、２０１３年3月におこなった「全国小学生の排便実態と食物繊維摂取に関するweb 調査」によって小学生５４７４名の1週間の排便状況を調査したところ、毎日排便がない子どもが52・６パーセントと半数以上にのぼることがわかりました。

この結果は、子どもなら当然毎日排便があるだろうと予想していた私にとっては、驚きの内容でした。しかも全体の１・８パーセントの子どもが下剤を常用しているという事実も明らかになりました。

アントラキノン系下剤に手を出すな

慢性便秘は、いつ頃から始まるのだろうかという疑問が前からあったのですが、私のクリニックに慢性便秘症で悩んで来院する患者さんに、いつ頃から便秘の症状が始まったかという質問をすると、「小さい頃から気づいたら便秘だった」と回答する人がかなりの数にのぼるのです。

そして、もうひとつ多いのが、中学生の頃から、つまりは生理が始まる頃より便秘になったと答える女性が多いのです。一方、20歳以降仕事についてから便秘になったと答える人もいます。つまり、慢性便秘症になるきっかけは、年齢別で少しずつ異なるというわけです。

そして多くの慢性便秘症の人の対処法は、ヨーグルトを食べる、水分を多くとるなどという対処の仕方で、どうしても排便ができないときに下剤を服用するというパターンが多いのです。

ここで下剤の内容の選択が、**酸化マグネシウムなどの軟便剤**であれば、さほど習慣性もなく、しかもマグネシウムは食材に入っているくらいですから、よほど腎《じん》障害がない限り、比較的安全に服用できます。

オリゴ糖も、もともとは糖分ですから安全です。エキストラバージンオリーブオイルも、元来食材で下剤ではありませんから安全です。

しかし、**センナ、大黄《だいおう》、アロエなどのアントラキノン系下剤を含有している薬剤、サプリメント、食材などに手を出すと、あとがたいへんです**。というのは、センナ、大黄、アロエを長期連用していると、大腸メラノーシス（大腸黒皮症）が出現してくるからです（これについては、あとで詳しく述べます）。

そうなると、センナ、大黄、アロエなどの摂取量《せっしゅりょう》を増加させないと排便への効果が低下してくるのです。そこで、ますますアントラキノン系の下剤の摂取量が増加してしまうのです。

世の中では、アントラキノン系下剤の耐性《たいせい》が出現してきたので、効果が低下したといっている人もいますが、これは間違いです。真実は、大腸メラノーシスの出現が原因なのです。

大腸メラノーシス自体は、とくに自覚症状はなく、大腸内視鏡検査を施行したときに発見されます。このアントラキノン系下剤を長期に連用していることが慢性便秘につながってくるのです。そしてこのアントラキノン系下剤を急に全部中止してしまうと、排便が困難になることがあるので、注意が必要です。

ですからアントラキノン系下剤の減量をおこなうときには、他の下剤に置き換えながら、少しずつ減量していくことになります。

便意を復活させるために

また10～20歳代になって学校や職場などが替わって、便意をもよおすのに、我慢していると、次第に便意が消失してしまって、排便困難に陥ってしまうケースもよく見かけます。

このような場合、よく健康雑誌や、新聞などには、朝冷たい水を飲んで、トイレに行って便意をつける訓練をしましょう、などと書かれていますが、このようなトレーニングでは、便意は復活しません。

一度消えてしまった便意を元に戻すのは、なかなか困難です。これは後述するように、レシカルボン坐《ざ》剤《ざい》を用いて訓練することが効果的です。

10代になると、女性は生理が始まりますので、これも排便障害を起こすきっかけとなることがあります。生理が始まる前には、黄体ホルモンが分泌されますので、この黄体ホルモンが腸の運動を低下させやすいのです。ですから若い女性は便秘になりやすいのです。

ここでおなかが張るからということで、下剤を服用してしまう人が多く見られます。先ほどのアントラキノン系下剤を服用してしまいますと、慢性便秘に陥《おちい》る可能性が高くなります。60歳以降になると、それまであまり認められなかった男性にも便秘の人が増加してきます。これは、腸の弾力性の低下(腸の機能の低下)などに加えて、毎日排便があったのに、一日でも排便がないと、自分は便秘だと考えて下剤を服用しはじめてしまう人がいるからです。

60歳までは、会社に毎日行っていて、体を動かすことも多かったのでしょうが、定年退職後、ほぼ毎日のように家にいることが多くなると、次第に運動量も減少し、排便がない日も出てくるのです。これを自分で便秘と判断し、市販の下剤を服用し、これがアントラキノン系下剤ですと、毎日服用しているうちに、大腸メラノーシスをともなうような慢性便秘に陥ってしまうのです。

また50～60歳代になると、健康に注意するようになり、健康によいということで、さまざまなサプリメントをとる人が増加してきます。

腸によいという効果をうたっているサプリメントには、大腸メラノーシスを引き起こすものも少なくありません。

食品として売っているセンナ茶は、長期に摂取していますと、大腸メラノーシスを引き起こし、摂取しないと排便が困難になってしまうことがあります（センナ茶はセンナの茎でできているので食品扱いですが、葉の粉末が混じるので薬品と同じです）。

また、腸によいサプリメントとして、さまざまな素材のひとつとしてアロエが入っているものもあります。キダチアロエの原液をそのまま摂取する人もいます。このように、さまざまなサプリメントや食品の中にアントラキノン系下剤が含有されていることがあるので注意が必要です。

よく私のクリニックの便秘外来に来院する人の中に、腸によいお茶だとして、センナ茶を摂取し、次第に増量しても、排便が困難になってきたという人がいます。このような人は要注意なのです。

下剤を服用するとき、してはいけないとき

漢方系なら安全？

では、どのようなときに下剤を服用すべきでしょうか。

前にも述べましたが、消化器専門医の間では、便秘の定義はありません。強《し》いていえば、排便が2～3日なくても、とくに自覚症状がなければ、便秘とはいわない、というのが一般的です。

しかし、下剤を必要とするときもあるのです。たとえば、ふだん便秘でない人が、旅行などに行って急に環境が変わり、便秘になってしまった場合（3日以上排便がない）などのときです。

まずは、排便促進効果があるエキストラバージンオリーブオイルを大さじ1～2杯（約15～30ミリリットル）をパンにつけたり、ポタージュスープなどに入れてとってみてください。排便がなければ、下剤を服用してもよいでしょう。

その場合、市販の下剤の中でも、アントラキノン系下剤でないものを選んだほうがよいのです。たとえば、化学合成系の下剤であるピコスルファートナトリウムを含有している、コーラックII®であればよいと思います。

よく市販の下剤の宣伝に生薬《しょうやく》であるから安全と書いてあるのは、生薬がほとんど、センナ、大黄、アロエのいずれかなので注意が必要です。また、漢方系の生薬配合の下剤であるから安全と思っている人が多いかもしれませんが、これらの多くも、センナ、大黄、アロエのいずれかが配合されています。

１〜２回程度の服用であれば、ほとんど問題はありませんが、これらの市販の下剤やサプリメントを服用して、排便が楽になったと感じて、毎日のように服用してしまうと、慢性便秘に陥る可能性があるのです。

人は、生きている間には、何回も突然環境が変化して、排便障害を起こすことがあるものです。このような場合、まずは手近にある食材の中で腸によいものを選ぶべきなのですが、これまでくり返してきたように、おそらくいちばんに選ぶのはヨーグルトではないかと思います。

しかし、実際すぐれた排便促進効果があるのは、エキストラバージンオリーブオイルなのです。オリーブオイルがなければ、オリゴ糖を多く入れた飲みものをとることも効果的です。

また、食物繊維を多く含有している食材を多くとると、排便が促進するのではないかと考え、根野菜、いも類を多くとる人もいますが、実際、これらの食材には、不溶性食物繊維含有量が多いので、便の量は増量するものの、便の硬度を増加させて、逆に排便を困難にしてしまうこともあるので、注意がいるのです。

このように、よかれと思っておこなったことが逆効果を生むことさえあるのです。

おなかが張ってつらい人、硬便の人へ

では、下剤を服用していない人でも、1週間に排便が1～2回程度しかなく、腹部膨満感《ぼうまんかん》などがあってつらいという人で、薬剤を服用したくない人は、どうすべきなのでしょうか。

まずは、便秘になっている原因に関して調べてみるべきです。たとえば、朝食をとらないとか、極端な偏食（野菜ぎらい）、昼夜逆転の生活をしているとか、さまざまな原因があるはずです。ですから、1週間程度でかまわないので、まずは毎日の毎回食べている食事内容を書きだしてみるべきです。

また、そのときに睡眠状態、時間および排便状況などもメモしておくとよいでしょう。そうすることで、生活の中の問題点が浮かびあがってくるのです。そして、薬物を服用したくないのであれば、エキストラバージンオリーブオイルを毎朝大さじ1～2杯程度パンにつけ

たり、納豆、スープなどに入れてとってみてください。

エキストラバージンオリーブオイルは、昔の薬理の教科書には、子どもの下剤であるヒマシ油と同じように、小腸刺激性下剤の項に入っていた時期もあります（現在の教科書には記載されていません）。

オリーブオイル摂取で排便が可能であれば、排便量をふやすために、食物繊維（たとえば野菜、豆類）を増加して摂取してもよいかもしれません。また、硬便で排便しづらいという人であれば、**便を軟便にしやすくする水溶性食物繊維含有飲料水であるファイブミニ®を毎日摂取**すると効果的です。

また、**腸内環境が悪いのが気になる人は、ヨーグルトではなく、植物性乳酸菌含有飲料水であるラブレ®を毎日摂取**すべきです。前にも述べたように、ヨーグルトに含有される動物性乳酸菌は、胃液で死滅しやすいのです。一方、ラブレ®などの植物性乳酸菌は、胃液で死滅しにくいのです。

このような食材を摂取しても、なお排便が困難と感じるようであれば、まずは軟便剤であるマグネシウム製剤（ただし、腎《じん》機能が悪化している人は要注意です）から始め、それでも排便が困難であれば、ピコスルファートナトリウム製剤を服用し、早めに専門医を受診すべきです。

とくに急に排便が困難になったような場合、1ヵ月以上持続するようであれば、大腸がんなども否定はできませんから、専門医を受診したほうがよいのです。

下剤依存症の実態

重症になると

「下剤依存症」は私が命名した言葉です。

日々、患者さんを診察していて、この下剤依存症には、軽症、中等症、重症とがあることに気づいたのです。

●軽症

①常用量以内の下剤を、毎日1年以上服用している
②毎日ではないが、1回あたりの服用量が常用量より多い
③下剤を服用しないと排便が不可能
④通常は自然な便意を感じにくいが、感じることもときにある

●中等症

①常用量の2～3倍の下剤を、毎日1年以上服用している

②常用量以内の下剤を2～3種類、毎日服用している

③下剤を服用しないと排便が不可能で、腹部膨満感も増す

④自然な便意はまったく感じない

⑤玄米やいも類などの不溶性食物繊維を多くとると腹部膨満感が増し、ひどいときには胸焼けなども起こる

●重症

①常用量の5～10倍以上の下剤を毎日1年以上服用している

②常用量の2～3倍の下剤を2種類以上、毎日服用している

③腹部膨満感が強く、絶えず気になる

④夕方になると、ファスナーが上がらなくなるほど腹部膨満感が増し、食事がとれないほどの胸焼けの症状があらわれる

⑤不安が強いので、多量の下剤を服用してしまう

⑥自然な便意はまったく感じない

以上がそれぞれの目安です。しかしこれは、全部の慢性便秘症の患者さんに当てはまるわけではないのです。

たとえば、グリセリン浣腸《かんちょう》を毎日のようにおこなうといった患者さんもおりますので、分類はなかなか困難ということがありますが、少なくとも不剤依存症は、中等症以上ということはいえるでしょう。

明日排便がなければどうしようという不安

では、世代別の下剤依存症は存在するのでしょうか。これは、誰も指摘していないのですが存在するのです。

簡単に分類すると、10歳以下の下剤依存症。これは先ほど述べたように、担当医（主に小児科医）が安易に水溶性下剤でもあるピコスルファートナトリウムを数滴から始め、排便がないからといって、その量をどんどん増量させるケースなどです。

子どもは、親の言いなりですから、どんどん下剤を服用させられてしまうわけです。このピコスルファートナトリウム服用で排便がないからといって、さらにグリセリン浣腸を定期的に施行しているケースも目につきます。こうなると、腸管の自力で排便する力に加えて、直腸反射も低下するのです。

これは小児の下剤依存症の典型例です。さらにひどい場合には、これらの薬剤に加えて漢方製剤を服用させる小児科医が存在するのには驚かされました。これらの治療は、排便、つまり便が排出されればよいでしょうという治療で、腸の機能を正常化させせようとする発想は、まったくないと思われるのです。

さらに10代後半から30～40歳代で、医療機関に行かずに、自力、つまりは市販の下剤や腸によいサプリメントで、なんとか排便させようとする場合です。これらの世代は、自分で自由に市販の薬剤やサプリメントが購入できますから、ある意味で下剤依存症に陥りやすいのです。

現在は、ネットでも市販の下剤やサプリメントを購入することが可能になりましたから、ますます下剤依存症は増加していくと考えられます。

従来ある薬局やドラッグストアでは、アントラキノン系下剤（センナ、大黄、アロエなどを含有している薬剤で、長期に連用していると大腸メラノーシスが出現し、下剤依存症に陥りやすい）が簡単に手に入りやすいのです。

患者さんにいわせると、ドラッグストアの店員は、５００錠入りの下剤を簡単に売ってくれるそうです。しかも、なんの注意もしないのです。ある患者さんは、この５００錠を1週間でほぼ全部服用してしまうのだそうです。

　では、なぜこんなに多量の下剤を服用するようになったかというと、明日排便がなければどうしようという気持ちからどんどん下剤の服用量が増加してしまうのです。そしてそのような人の多くは、下剤を減量するのに、自分の力ではできずに、毎日不安に過ごしているのです。

　また、前にも指摘しましたが、腸によいお茶として、センナ茶（薬品扱いではなく食品扱い）を購入し、はじめは薄めで飲んでいたのが、排便がうまくいかないからといって、どんどん濃い濃度で服用するケースもよく見かけます。これも下剤依存症といえるのです。

　さらには、腸によいとされるサプリメントとして、生薬や自然をうたい文句にしてあるものも要注意です。というのは、その成分内容をチェックすると、アロエ、キダチアロエ、センナなどを含有しているケースが多いのです。

　これらを含有しているサプリメントを長期間摂取していると、次第に大腸メラノーシスが発生し、サプリメントの摂取量が次第に増加してしまうのです。いずれの市販下剤やサプリメントも、長期連用や増量して連用したときの危険性についての記載はないのです。これでは、下剤依存症が知られないうちに増加していく一方なのです。

　とくにネット上で購入できるとなれば、ますます増加することになるでしょう。

とくに気をつけたい下剤

最後に50歳以降から老年期にいたる下剤依存症についてです。この世代は、高血圧や糖尿《とうにょう》病《びょう》など全身のさまざまな疾患《しっかん》が発生してくることが多いのです。したがって医療機関を受診する回数も増加しており、便秘の症状が出現してくれば、担当医に症状を伝えると、これまた安易に下剤を投与されることになるのです。

そして、この医薬品の下剤の総量の70パーセント以上がアントラキノン系下剤なのです。よく投与されているのが、**アローゼン®、センノシド®、プルゼニド®などの下剤**です。

これらは、アントラキノン系の代表的な下剤で、長期に連用していると、大腸メラノーシスを発症してくるのです。他の医療機関で治《なお》らないということで、私のクリニックの「便秘外来」を受診する患者さんを診察していますと、数種類の高血圧や高脂血症《こうしけつしょう》などの薬とともにアローゼン®などの下剤を投与されているケースが非常に目立ちます。

また、他の内臓の疾患で、腹部の開腹手術を受けた人も、便秘になりやすいためか、下剤を投与されているのです。

このように、他の医療機関を受診していて、治らないからといって、私のクリニックを受診する患者さんに対して「便意の有無《うむ》」について担当医から質問されたことはあるかという質問をしたところ「はい」と答えた人は誰もいません。

便秘の患者さんは、自分のあるべき便意が消失してしまっているにもかかわらず、担当医は、便意の消失が起こることも気づかずに、誰も質問すらしたことがないのです。

つまり大腸の機能がうまくいっていない（便意が消失してしまっている）ことに気づかずに、ただ排便できればよいでしょう、ということから下剤を連日のように服用させてしまっているのが現実なのです。

大腸の機能を少しでも、自然に排便できるようにしようとする発想はまったくといってよいほどないのです。これでは、下剤依存症に陥ってしまうはずです。

このような下剤依存症にならないためには、どうしたらよいのでしょうか。まずは、排便がうまくいかないときは、日常生活の中で、何が原因なのかを自分でチェックしてみるべきです。

くり返しになりますが、朝食抜きダイエットをしている、炭水化物抜きダイエットをしているなどは、自分で食事内容を変更し、さらに腸を動かす食材、エキストラバージンオリーブオイルや水溶性食物繊維、植物性乳酸菌などの食材を積極的にとってみるべきです。

それでも排便のコントロールがうまくいかない場合は、食材にも含有されているマグネシウム製剤（ただし腎機能障害があるときは注意が必要）などから開始してみるべきです。

それでもなお排便困難感が改善しないのであれば、消化器専門医を受診したほうがよいかもしれません。というのは、便秘と思っていたら、中に大腸がんなどの人が存在するからです。

大腸がんは最近増加しており、30歳代の女性でも認められることがあるので注意が必要です。

下剤依存症に陥らないために

消化器内科で診てもらう

私のクリニックの「便秘外来」に来院する患者さんを診察していますと、一日に下剤を20～１００錠も服用し、下剤を止められなくなって来院する患者さんがおられるのです。

このような患者さんについて記載された文献は、ほとんど見たことがありません。したがって、下剤を多量に服用している患者さんの治し方についても記載はないのです。

私は、通常量の下剤服用量を超えて、長年服用を続けている患者さんを「下剤依存症」と命名しました。

下剤依存症は、本来精神科などが診察しているかもしれませんが、下剤依存症に関しては、下剤の服用を急に止めると排便が困難になることが多いので、消化器内科医が診察すべきなのです。

この下剤依存症ですが、欧米でいうところの laxative abuse（下剤乱用）という病態に近いかもしれません。ただし、欧米の下剤の主体は、大黄、センナ、アロエなどのアントラキノン系の下剤ではない（日本は医薬品、市販の下剤を含めて70パーセント以上がアントラキノン系下剤）ので、大腸メラノーシスの出現を考えなくてもよい点が大きく異なります。

この大腸メラノーシスは大腸の粘膜が黒褐色《こっかっしょく》になるだけではなく、腸管運動に大きく関与している腸管神経叢《そう》にも障害を起こして、腸管運動障害を増悪させてしまうのです。

ダイエットからサプリメントまで

では、このような大腸メラノーシスを起こす下剤依存症に陥らないためには、どうすべきなのでしょうか。まずは、無理なダイエット（たとえば5〜10キログラムを一気に減量するなど）をおこなわないことです。

糖質オフ・ダイエットもよくありません。これらをおこなうと、食事量が減少し、どうしても食物繊維摂取量が減少してしまいます。これでは排便量が減って便秘になってしまうのです。

それから便意があるのに我慢すること、これもよくありません。そして、どうしても下剤を服用しなければ排便できないような状況になりそうなときには、まずは消化管運動を促進する食材から始めるべきです。

前にも述べたように、マグネシウム製剤、オリゴ糖（ある程度多くとると軟便になる）、エキストラバージンオリーブオイル（一度に15～30ミリリットルとると効果がある）などです。

服用しないほうがよいのが、前述の大黄、センナ、アロエが含有されているサプリメントや薬剤です。くり返しますが、大黄、センナ、アロエなどは生薬で自然なもので安全というイメージがありますが、長期間常用していますと、大腸メラノーシスを発症してくることがあるので要注意です。

腸によいサプリメントと称しているものに、結構アロエ（またはキダチアロエ）が含有されているものが目につきます。気づかないで安心と思っていると、とんでもないことになるのです。

第4章

松生式腸のリハビリ法

便秘を根本から治すために

腸管運動をアップさせる食事のルール

腸のリハビリをおこなうさいに、まずは知っておきたいことがあります。それは、毎日の食生活や日常生活をちょっとだけ注意するだけで、効果が得られる場合が多いのです。

それと間違った方法でおこなっていると、いつまで経っても根本的に治《なお》ってきません。まずは、ただ「排便があればよい」という考え方をやめてください。

前にも述べたように、腸の機能を正常にすることが第一です。つまり「朝食をとった後に、自然に便意が生じて排便に結びつく」状態にしたいのです。

これは簡単そうでなかなかむずかしいのです。よく健康誌などで、朝食をとった後、必ずトイレに行って座って訓練するように、などと書かれていますが、これは必ずしも正しくありません。便意が消失してしまっている人には、こんなことをしても無意味です。

ここで重要なのは、食べものの消化・吸収・排泄《はいせつ》というメカニズムにおいて、自分の意志

郵 便 は が き

おそれいりますが50円切手をお貼りください。

１０２-００７１

東京都千代田区富士見
一―二―十一
KAWADAフラッツ一階

さくら舎 行

住　所	〒　都道府県		
フリガナ		年齢	歳
氏　名			
		性別	男　女
TEL	(　　　)		
E-Mail			

さくら舎ウェブサイト　www.sakurasha.com

愛読者カード

ご購読ありがとうございました。今後の参考とさせていただきますので、ご協力をお願いいたします。また、新刊案内等をお送りさせていただくことがあります。

【1】本のタイトルをお書きください。

【2】この本を何でお知りになりましたか。

1.書店で実物を見て　2.新聞広告(　　　　新聞)
3.書評で(　　　)　4.図書館・図書室で　5.人にすすめられて
6.インターネット　7.その他(　　　　)

【3】お買い求めになった理由をお聞かせください。

1.タイトルにひかれて　2.テーマやジャンルに興味があるので
3.著者が好きだから　4.カバーデザインがよかったから
5.その他(　　　　)

【4】お買い求めの店名を教えてください。

【5】本書についてのご意見、ご感想をお聞かせください。

●ご記入のご感想を、広告等、本のPRに使わせていただいてもよろしいですか。
□に✓をご記入ください。　□ 実名で可　□ 匿名で可　□ 不可でできることは、口に入れることと、肛門を開閉することのみといえます。あとは、第二の脳といわれる腸の神経（腸神経叢《そう》）や、腸のはたらきを担《にな》う自律神経によって、自分の意志とは無関係に食べたものが腸の中を移動していくのです。

まずは、便秘の程度にかかわらず、すべての人に実行していただきたい、腸管運動をアップさせる食事のルールです。

①一日３食とる

朝食抜きの食生活が便秘にとって大敵だということは、以前にも指摘しました。便は食事の残渣《ざんさ》ですから、材料がなければつくられません。また、腸の蠕動《ぜんどう》運動の中でも排便に大きく関係している大蠕動は、朝がもっとも強く、朝、胃腸に食物が入ることによって引き起こされるからです

②寝る３時間前までに食べ終える

意外と知られていないことですが、睡眠中には、モチリンというホルモン（体内で腸のはたらきを調節する物質）が周期的に放出され、腸内の内容物を自動的に肛門側へとゆっくりと送りだします。

これはかなり強い運動であり、消化酵素《こうそ》や消化管ホルモンの分泌《ぶんぴつ》も刺激します。自律神経とホルモンのはたらきによって消化管内はきれいに掃除され、翌朝の排便の準備となるのです。

③水分をしっかりとる

水分は腸の蠕動運動を活発にするはたらきがあります。朝、目覚めてすぐコップ1杯の冷たい水を飲むことは、便秘の解消法としてよく知られています。食べものが入ってない空っぽの状態の胃に冷たい水が入ると、胃が刺激され、胃・結腸反射が起こり、最終的に排便につながる大蠕動が起こるようになるのです。

摂取《せっしゅ》する水分が少ないと硬便になります。とくに夏は発汗で水分が失われるため、体内の水分量が不足して、便秘が悪化する人が多いのです。水分は一日あたり1500〜2000ミリリットルはとるようにするとよいのです。

以上のような点に注意していると、過食さえしなければ、肥満にはつながりません。

いっこうによくならないとき

便意の回復から

よく慢性便秘症の患者さんが、他の医療機関で治療を受けていても、いっこうによくならない、あるいはなかなか下剤《げざい》を止めることができないということで、私のクリニックの「便秘外来」を訪れます。

患者さんの話を聞くと、どの患者さんも医師から排便ができればよいでしょう、ということで下剤などの薬剤を投与されて、それを継続的に服用させられているにすぎないのです。投与された薬剤の効果があまりなければ、薬剤の量を増加させるか、あるいは他の薬剤に変更したり、あるいは追加したりということで、ただ単に排便できればよいという考え方で治療をおこなっていくわけです。

これも一時的に症状をとるということでは、間違った治療法ではありませんが、根本的な治療ではないのです。

以前にも述べましたが、朝食をとると、胃・結腸反射が起きて、大蠕動が起こり、結果的に排便が促進されて、便が直腸内に移動することで、便意（直腸反射）が起こり、肛門が開いて排便につながるのです。つまり、朝食後に自然の便意が起こりづらければ腸の機能が低下していることになります。

大事なことなのでくり返しますが、私のクリニックの「便秘外来」を訪れる慢性便秘の患者さんに、便意の有無《うむ》を確認したところ、自然の便意が消失してしまった人が90パーセント以上に認められました。つまり、朝食をとっても自然な便意が起こらない人が多数だったのです。

そして他の医療機関を受診して、この便意の有無について質問されたことがあるかどうかを患者さんに確認したところ、便意の有無を質問された人は一人もいませんでした。つまり、医師の側では、自然の便意が消失してしまうなどと、誰も気づいていないのです。

ところが慢性便秘症の患者さんは、便意の消失に気づいているのです。ですから、便意が回復（つまりは腸の機能を戻す）するような治療をしないと、慢性便秘の治療にはならないといっても過言ではないのです。

つまり、ただ単に排便があればよい、という治療だけではなく、腸の機能を回復させる「腸のリハビリテーション」を施行しなければ、完全な治療とはいえないのです。

ずっと下剤を飲んでいる人へ

ふだんは、強い便意があるものの、海外旅行などで一時的に便秘になった人は、食事や運動などの生活習慣を改善させることで、排便が通常に戻ることがほとんどですが、放置しておくと便が硬くなり、左下腹部が重くなり数日間経っても便意がまったく起きないようになったりします。そのような場合、生活習慣の改善と便意を起こす治療で改善します。

ところが、慢性的に下剤を服用している人は、下剤の種類によっては下剤の減量と種類の変更、さらには便意を起こす治療を併用《へいよう》しないと、なかなか改善は認められないのです。

排便力をつける！

排便チェックリスト

ここでは、慢性便秘や下剤依存症を治す「下剤減量プログラム」についてその方法を紹介していきます。

私は、便秘治療を腸のリハビリテーションと考えています。**便秘は腸の機能が障害されている状態であり**（その多くは朝食後などの便意が消失している）、**失われた機能を取り戻すための訓練をおこなうことが便秘治療の本質**なのです。

また、腸のリハビリテーションでは、リハビリの目標をきちんと決定し、その成果を定期的に確認して、目標達成をめざすことが重要です。

まずは、自分の排便状況の程度を知ることが重要です。

●排便チェックリスト

①下剤を服用していないと3～4日に1回しか排便がない
②便が絶えず硬い
③排便できないでいると、おなかがどんどん張ってしまう
④体を動かしたり、歩いたりすることがあまりない
⑤一日に1～2回食である
⑥便意が起こっても我慢することがある
⑦下剤を使うようになってからまだ1年以内である
⑧自然な便意が起こらない
⑨下剤を使わないとまったく排便できない
⑩下剤を使って排便するのは週に1回程度である
⑪下剤を使うようになってから1年以上5年未満である
⑫下剤を毎日使っている
⑬下剤を飲むときには、常用量より多い（毎日でなくても）
⑭下剤を飲むときには、常用量より2倍以上多い
⑮ピーク時に比較して体重が10パーセント以上減少している
⑯下剤を服用年以上使いつづけている

⑰夕方になると、ファスナーが上がらなくなるほど腹部膨満感《ぼうまんかん》が増し、食事がとれないほど胸焼けの症状があらわれる

⑱不安が強いので、多くの下剤を服用してしまう

①～⑥のいずれか（あるいはいくつか）に当てはまる人＝軽症

毎日ではなくても定期的に排便があるものの、腹部の膨満感などの腸の不快な症状があるのではないでしょうか。停滞腸が進んで、慢性便秘に踏みこみつつある状態です。この状態であれば、排便状況を改善させることは比較的容易です。食事をはじめとした生活を見直して改善していくとよいのです。

→**治療A**

⑦～⑩のいずれか（あるいはいくつか）に当てはまる人＝中等症

すでに自分では便が出にくくなり、困ったときに下剤に頼る生活をしているはずです。このタイプは、3～4日に一度、または週末のたびに下剤を服用して、まとめて排便するという人も少なくありません。大黄《だいおう》、センナ、アロエなどを含有《がんゆう》している下剤を服用していると、大腸メラノーシス（腸内に起こる色素沈着）などの副作用があらわれることがあるのです。

→**治療A＋B**

⑪〜⑬のいずれか（あるいはいくつか）に当てはまる人＝重症

自然の便意が完全に失われ、放置しておくと1週間でも2週間でもまったく排便がない状態です。下剤もすでに手放せなくなっているはずです。排便状態をよくするには、時間も根気も必要になりますが、生活習慣の見直しと排便状態の改善のためのリハビリテーションで腸の力を取り戻すことが重要です。→**治療A＋B＋C**

⑭〜⑱のいずれか（あるいはいくつか）に当てはまる人＝下剤依存症

下剤依存症が進行している状態です。すでに便秘やそれにまつわるトラブルで、医療機関にかかったことがあるかもしれません。また、大腸内視鏡検査を受けると大腸メラノーシスがかなりの確率で見つかるはずです。

急に大黄、センナ、アロエなどを含有している下剤を中止してしまうと、排便が完全にストップしてしまうことがあるので要注意です。きちんと医師の指導のもとで下剤の減量・離脱の治療を受けることをおすすめします。症状によっては半年、あるいは2〜3年の期間が必要ですが、あきらめずに治療に取り組めば必ず下剤の減量はできるのです。

さらにコーヒーの入った液体で浣腸《かんちょう》するのが隠れたブームですが、これも毎日施行していれば、ある意味で依存症といってもよいのです。というのは、コーヒーの液体で浣腸しなければ、まったく排便できない状態になっているからです。→治療A＋B＋C＋D

症状別下剤減量プログラム

ここからは具体的な治療プログラムです。

治療A

①水分

一日あたり1・5〜2リットル（冬は1〜1・5リットル）

②乳酸菌

動物性乳酸菌（ヨーグルト、乳酸菌飲料など）よりは植物性乳酸菌のほうが胃液で死滅せず効果が明確なので、植物性乳酸菌をとりましょう（味噌、漬けもの、植物性乳酸菌飲料であるラブレ®を一日1〜2本）

③食物繊維

一日20グラム以上とったほうがよいのですが、これは具体的に測定するのが困難。とくに水溶性食物繊維を比較的多くとらないと硬便になることが多いので、水溶性食物繊維の一

種であるポリデキストロースを含有しているファイブミニ®を一日1～2本摂取（1本で7グラムのポリデキストロースを含有）

④エキストラバージンオリーブオイル

一日あたり15～30ミリリットル（大さじ1～2杯）をパンにつけたり、納豆に入れて食べます。オリーブオイルは飲みものではないので、必ず食材と一緒にとることがポイントです

⑤オリゴ糖（乳果オリゴ糖であるオリゴのおかげ®）

一日あたり3～5グラム（ペパーミントティーに入れてとる）

⑥ペパーミント

ペパーミントに含有されているメントールが腸管を弛緩《しかん》させて、おなかのガスを排出させやすくする作用があります。ペパーミントティーにオリゴ糖を入れて飲むとよいのです

治療B

下剤、とくに大黄、センナ、アロエを含入している下剤を服用している人は、マグネシウム製剤を毎日服用することで、下剤服用を減量・離脱させていきます。

ただし、腎《じん》機能が悪い人は、マグネシウム製剤を連用すると腎障害が悪化する場合がある

ので注意が必要です（マグネシウム製剤を服用する前に、事前に主治医に相談するとよいと思います）。

マグネシウム製剤の連用で、排便が困難な場合は、化学合成系の下剤であるピコスルファートナトリウム製剤をときどき服用するとよいのです。これは、大腸メラノーシスを起こすことはないのです。

治療AとBをおこなうことで、大黄、センナ、アロエなどの下剤による下剤依存症を起こさなくてすむのです。大腸メラノーシスを起こさなければ、排便習慣を自然に戻すことが比較的容易となるのです。

酸化マグネシウムは、一日に1～2グラム程度まで服用しても、ほとんどの人は問題ありません。酸化マグネシウムを一日1グラム程度服用して排便コントロールができれば、いちばん便秘の程度が軽いといえます。

酸化マグネシウムを一日2グラム服用して排便がない場合は、その日はピコスルファートナトリウムの錠剤を2錠服用するとよいのです。

治療C

慢性便秘症と診断され、さらには食後の便意がまったく消失してしまった人は、便意（直腸反射）の復活を考えた治療をしないと、根本的な腸の機能改善には向かわないのです。

ここで多くの医療機関の医師は、排便ができればよいという考えのもとに、下剤の量を増加させたり、下剤の種類を増やすのです。この方法は、一時しのぎにはなりますが、根本的な治療にはまったく結びつきません。

ここでは、低下・消失してしまった便意を取り戻すために、レシカルボン坐《ざ》剤《ざい》を用いた治療が必要なのです。

レシカルボン坐剤は、ドイツで１９３５年につくられたもので、坐薬の有効成分である炭酸ガスを産生して（坐薬を直腸内に挿入すると、坐薬が溶けて炭酸ガスが発生するようにつくられている）、直腸を刺激して排便を促す薬剤です。

低下・消失してしまった直腸反射（内臓感覚のひとつ）を改善するために、非常に有効な薬といえます。レシカルボン坐剤が開発されるきっかけになったのはドイツのウィーン・ライナー病院に勤務するカール・グラナス博士が１９３０年代に発表した論文です。

グラナス博士は「便意は便が直腸内に入ってくる際に起こる」と便意の重要性について言及し、さらに炭酸ガスを発生する坐薬を使用して、炭酸ガスのはたらきで直腸粘《ねん》膜《まく》に対して直腸反射を促し、そして排便を起こすことを確認しています。

グラナス博士は、便意がないと直腸の手前で便が溜《た》まり、おなかのガスが排出しにくくなることについても触れています。そこで、炭酸ガスを発生させて、直腸反射を促す坐薬が直腸反射の消失した便秘症の患者の治療に有効であることを示したのです。

この坐薬が、現在のレシカルボン坐剤の原型となっています。レシカルボン坐剤は、直腸内に入れて炭酸ガスが発生してくると、ちょうど直腸内に便が貯留したときと同程度の内圧になるように設計されています。いわゆるグリセリン浣腸もありますが、これはある意味で直腸への刺激が強いので、グリセリン浣腸を使用していると、今度はグリセリン浣腸の刺激がないと排便ができなくなるので、連用に対しては注意が必要です。

レシカルボン坐剤としては、医薬品としてありますが、市販しているものには「新レシカルボン坐剤®」（ゼリア新薬工業）、「コーラック坐薬タイプ®」（大正製薬）などがあり、薬局でも購入することができます。

この坐薬は、便が肛門にもっとも近い、直腸~S状結腸まで来ているときに入れると、有効に作用します。ただし、それよりも口側（下行結腸よりも以前）に存在した場合には、なかなか排便に結びつかないこともあります。

ただし、直腸反射が低下・消失してしまった人には、その反射を促す意味から、排便に結びつかなくても連日使用することが必要なのです。

具体的な使用方法ですが、朝食の20~30分後と夕食後の20~30分後の2回、もしくは朝食後か夕食後の１回、坐薬を使います。いずれも便がＳ状結腸に溜まりやすく、大蠕動運動が起こりやすい時間です。

坐薬を挿入して５〜６分間我慢しますと、直腸内にガスが産生してきますので、時間がきたらいきんで肛門からガスを排出させるようにします。

このときに排便が起これば出してしまって構いませんが、排便につながらない場合もあります。この場合は、ガスだけ排出させても構いません。このリハビリを続けているうちに、便が貯留すると便意が起こるようになってきます。

治療Ａ＋Ｂ＋Ｃをおこない、最終的に朝食後、週のうちに２〜３回程度自然に便意が生じて排便につながってくれば、治療は成功と考えられます。

下剤依存症も含む便秘の患者さんたちにこの方法を紹介したところ、体験者の約半数がピコスルファートナトリウムなどの下剤を服用しなくても便意を感じ、排便につながるようになってきました。

ただし、中等症以上の慢性便秘症〜下剤依存症の患者さんの場合は、治療効果が出るまでに時間がかかり、自然な便意を取り戻すために最低でも６ヵ月、遅いと２〜３年以上かかるのが普通なのです。コツコツと積み重ねていくことが重要です。

治療D

下剤依存症の人の多くは、アントラキノン系下剤の連用によって起こる大腸メラノーシスを抱えているケースが多いのです。大腸メラノーシスが原因で、腸管のはたらきが障害されています。

さらに軽症例と比較して、便が硬くなったり、ガスが溜まりやすいため、午後になるとおなかの張りが強くなってきます。その結果、貯留したガスによって胃が圧迫されて食事がとれなくなってしまう人がいるほどです。ですから少量ずつ、アントラキノン系下剤を減量していく方法をとります。

酸化マグネシウムを一日2グラム程度服用すると比較的軟便になるのです。便が軟便になった時点で、これまで使用してきたアントラキノン系下剤をまずは5〜10パーセント程度減量していきます。減量して1〜2週間程度排便が可能であり、まだ軟便であれば次に20パーセント減量という具合に、50パーセントをめどに減量していきます。

下剤依存症の患者さんの話を聞くと、明日排便がなければどうしようという気持ちが強くて、毎日多量の下剤を服用してしまうという人が多いのです。

ですから、この不安感を軽減させるという意味も含めて、アントラキノン系の下剤を減量すると「排便が困難になる」「便が硬くなる」という事態が起こるときは、元の量に戻しても構わないというルールを決めておきます。そして、再度チャレンジしてアントラキノン系下剤を減量していけばよいのです。

ただし、これを自分ひとりでおこなうことは、なかなか困難なので、消化器専門医を受診して相談しながらおこなうことをおすすめします。

アントラキノン系下剤の減量がうまくいかないときには、マグネシウム製剤に追加してピコスルファートナトリウム製剤の水溶液を使用するとうまくいく場合があります。

ただし、ピコスルファートナトリウム製剤の水溶液は、医療機関でしか入手することができません。

大腸メラノーシスが大問題になる理由

大腸が真っ黒に！

大腸メラノーシス（大腸黒皮症）は、大腸内視鏡検査を施行すると発見することができますが、とくに自覚症状はありません。

この大腸メラノーシスは、たびたびいうように、アントラキノン系下剤（大黄、センナ、アロエなどを含む下剤）を長期にわたって連用することが原因で発症してきます。

たとえば市販の下剤である、コーラック®や漢方系の下剤はアントラキノン系下剤に属しているのです。**日本の下剤の70パーセント以上は、アントラキノン系の下剤**なのです。

このアントラキノン系下剤を服用することで、その代謝《たいしゃ》産物が血流にのって、大腸粘膜下に沈着し、機能を低下させてしまうのです。

大腸メラノーシスは、大腸内視鏡検査をおこなっていると3〜5パーセント程度の人に認められますが、あまり大腸メラノーシスのことは知られてはいません。というのは、大腸内視鏡専門医は、大腸がんや大腸ポリープなどには興味はあるものの、慢性便秘が関与する大腸メラノーシスにはまったく興味がなく、大腸内視鏡検査で大腸メラノーシスを認めても詳しく説明しないからだと思います。

また、さまざまな「腸」の健康に関する書籍が出ていますが、大腸メラノーシスに関しては、ほとんど触れられていません。

これは、実際、腸の健康について書いている著者は、慢性便秘の患者の診察や治療、また大腸内視鏡検査をおこなって大腸内を観察したことなどがまったくない人たちが主で、このような人々が「腸」の専門家として本を書いているからです。

腸のことを実際、観察したり治療したことがない人は、この大腸メラノーシスが困った問題となり、下剤依存症の温床《おんしょう》となることを知らないのです。ただやみくもに腸内環境をよくするという名目で、乳酸菌が入っているヨーグルトを食べれば、腸がよくなるということしかいえないのであれば、これは困った問題です。

ちょっと話がずれてしまいましたが、大腸メラノーシスを電子顕微鏡で観察して見るとどうなっているのでしょうか。

バラス（Balazs,M：Melanosiscoli. Dis. Colon and Roctum, 29:839～844　1986）によれば、電子顕微鏡下で大腸メラノーシスを観察すると、大腸粘膜の吸収細胞の障害、吸収細胞のマイクロビライ（微絨毛）の破壊、神経線維の膨化・変性により大腸の運動障害が起こり、下剤の色素が障害された粘膜を通過する際にマクロファージに取りこまれる（貪食《どんしょく》される）ことを指摘しています。

このように、大腸メラノーシスにマクロファージが関与しているということは、免疫系《めんえきけい》が関与していることになり、免疫系の関与は、なんらかの慢性炎症を起こしていると思われるのです。

漢方製剤を1年以上服用すると……

最近の老化の原因に関する諸説を調べてみますと、以前老化の原因は「酸化」とされてきましたが、最近では「慢性炎症」の関与が大きくクローズアップされてきています。

大腸メラノーシスに慢性炎症が関与していると考えられるので、大腸メラノーシスは、腸の老化、つまりは腸の機能低下に大きく関与していることの裏づけともなるのです。

さらに大腸メラノーシスのときには、アントラキノン系の代謝産物が、腸管運動に大きく関与している腸間神経叢に障害を与えることも指摘されています。

このように、大腸メラノーシスは、排便障害にも大きく関与していると考えられるのですが、なぜかあまり大きく話題にはなりません。というのは、前述のごとく日本の下剤は、70

パーセント以上がアントラキノン系下剤であり、この大腸メラノーシスが指摘されると製薬会社が困るといった側面があるのかもしれません。

さらに、もうひとつ注意しなければならないことがあります。前述のごとく生薬《しょうやく》は安全と称して、大黄、センナ、アロエ（キダチアロエ）は、さまざまな薬剤やサプリメントに添加されていますが、大黄は、便秘に有効である漢方製剤11種類（図表9）にも、大なり小なり含有されているのです。

図表9　便秘に有用な漢方製剤

処方名	大黄量*
防風通聖散	0.257g
大黄牡丹皮湯	0.393g
潤腸湯	0.417g
桂枝加芍薬大黄湯	0.421g
三黄瀉心湯	0.477g
麻子仁丸	0.529g
大承気湯	0.531g
通導散	0.614g
桃核承気湯	0.625g
調胃承気湯	0.714g
大黄甘草湯	1.0g

（*1日服用エキス相当量中）

便秘がひどいときに、ときどき便秘に有効な漢方製剤を服用するならば、大腸メラノーシスは発症してきませんが、漢方は毎日服用することで効果が出現するということで、毎日1年以上服用していると大腸メラノーシスは発症してきます。

漢方製剤のすべてが悪いわけではありませんが、便秘によいとされる漢方製剤を毎日服用することは、ある意味で下剤依存症の温床になるので注意が必要です。ですから漢方製剤内服で排便がコントロールできるようになったら、マグネシウム製剤や化学合成系の下剤であるピコスルファートナトリウムに変更すればよいのです。

植物性乳酸菌パワー

腸内環境をよくする仕組み

プロバイオティクスとは、善玉菌を増加させて、腸内環境をよくする微生物や菌、またはそれらを含む食品のことを指します。プロバイオティクスの代表が乳酸菌なのです。

乳酸菌の整腸作用は、昔からよく知られていました。パスツール研究所のイリヤ・メチニコフ（１８４５－１９１６）という人が、乳酸菌は腸内で増殖し、老化防止や長寿に役立つことを指摘しています。

ヨーグルトなどに入っている動物由来の乳酸菌を動物性乳酸菌、漬けもの、キムチ、味噌などに含まれている植物由来の乳酸菌を植物性乳酸菌というのです。

前にも述べましたが最近の研究で、動物性乳酸菌と植物性乳酸菌とでは、腸への届きやすさという点で違いがあることがわかってきました。

動物性乳酸菌の多くは、胃液、腸液の中で死滅してしまい、大腸まで届きにくいのですが、植物性乳酸菌は、酸やアルカリ、温度変化などに強いため、胃や腸で死滅することなく、生きたまま届きやすいのです。

生きたまま大腸に届いた植物性乳酸菌は、乳酸を放出して、腸内環境を弱酸性にします。大腸内が弱酸性になると、善玉菌が増加するのです。

日本の食材に含まれるものでは、しば漬け、野沢菜、すぐき、味噌、醬油《しょうゆ》、日本酒などがあります。かつての日本では、植物性の食べものが非常に多く、それらを保存するために、干したり、塩蔵《えんぞう》したりしてきました。貯蔵のために発酵《はっこう》や醸造《じょうぞう》という方法が発達して、これが漬けものなどになっています。

ですから、自然と植物性乳酸菌を食べる機会も多く、腸内環境はよかったのです。植物性乳酸菌は古来、日本人の腸内環境を守ってきたのです。

免疫力から脳へのはたらきかけまで

では実際に、植物性乳酸菌にどのような効能があるのでしょうか。そこで、私のクリニックの「便秘外来」に通院し、問診時に「下剤の常用に不安を感じている」と回答した慢性便秘症の患者さん44名を対象に、試験食品として、生きた植物性乳酸菌を含むカプセルを一日1カプセル、朝、昼、夕のいずれかの食後に摂取してもらいました。

なお、植物性乳酸菌を用いた試験は、ヘルシンキ宣言（世界医師会で採択された人体実験に対する倫理規範）に則っておこないました。1週間の植物性乳酸菌の摂取前期間ののち、植物性乳酸菌含有カプセルを4週間毎日摂取してもらいました。その結果、図表10に示すように、摂取前期間と比較して、植物性乳酸菌を摂取した期間の下剤使用量は明らかに減少しました。

さらに、摂取前期間と比較して、心理的テストを用いて調査をしたところ、図表11のように植物性乳酸菌摂取期間最終日の「緊張―不安」および「抑うつ―落ちこみ」の標準化得点は、明らかに低い値を示しました。

植物性乳酸菌の摂取で、慢性便秘症患者は下剤使用量が減少すること、患者の腸内で乳酸菌数が増加し、腸内菌叢は改善する可能性があることがわかりました。

さらに、慢性便秘症患者の不安などの気分改善にも植物性乳酸菌の摂取が有効であることが示されました。

脳と腸との関係は深く、腸内菌叢はその中でも重要な役割を担っているといわれています。この試験で、気分の状態といった脳に関する項目の変化、さらには腸内菌叢の変動が同時に起こっていることは、まさに脳腸相関の可能性を示しているのです。植物性乳酸菌は、腸を介して脳へもはたきかけをしている可能性があるのです。

図表10　下剤使用状況の変化

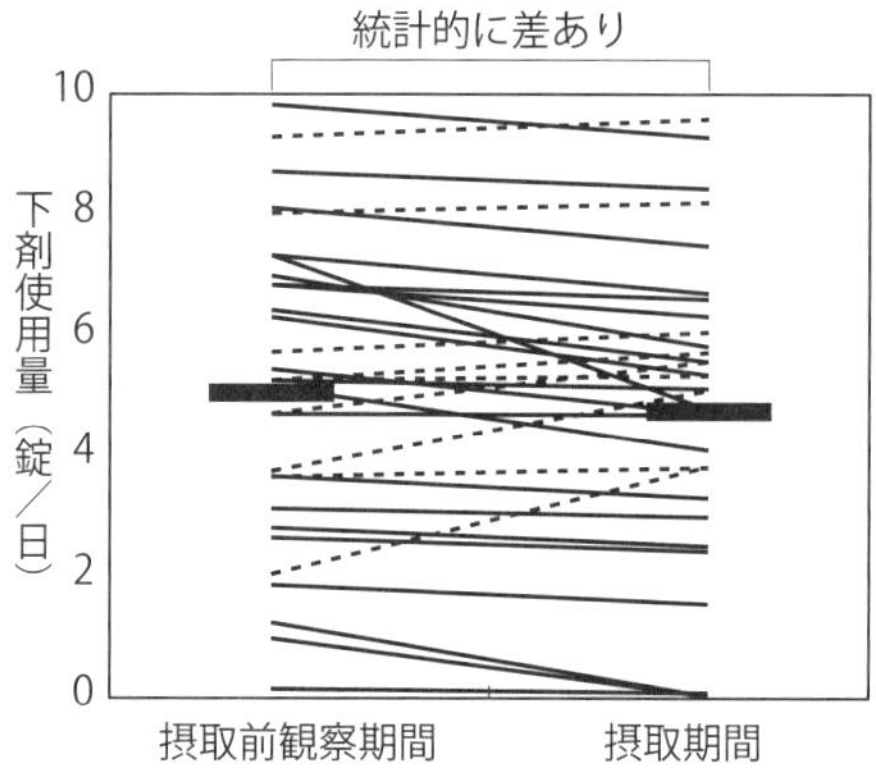

細い線が各被験者のデータを、太い短い線がそれぞれの期間の平均値を示している。植物性乳酸菌の摂取期間では下剤の使用量が減った人（実線）のほうが、下剤の使用量が増えてしまった人（破線）よりも多く、平均でも使用量が減っていることがわかる

図表11　気分状態（「緊張-不安」および「抑うつ-落ちこみ」）の標準化得点の変化

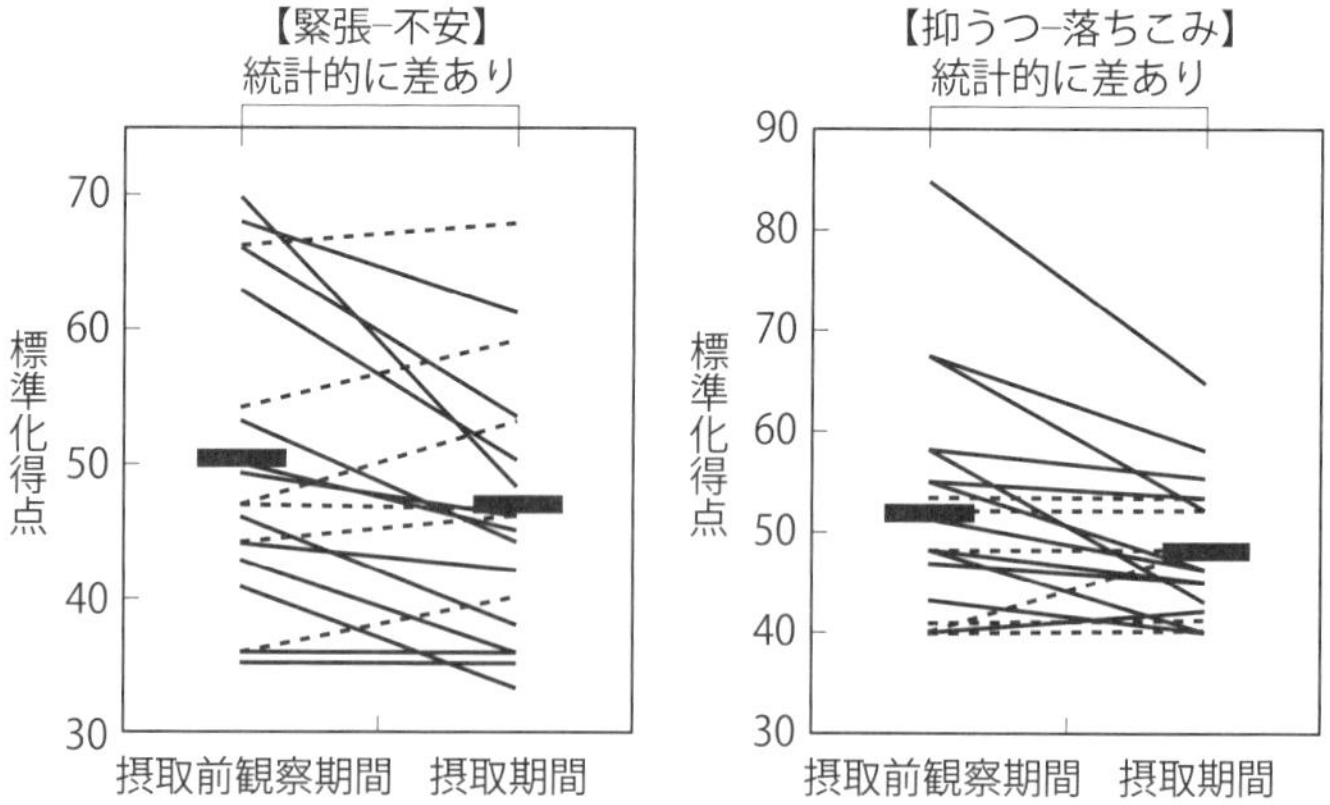

いずれのグラフも、アンケート結果で「緊張や不安」「抑うつや落ちこみ」といった気分が強いほど、点数が高くなる。細い線が各被験者のデータを、太い短い線がそれぞれの期間の平均値を示している。植物性乳酸菌の摂取期間のほうが、「緊張や不安」「抑うつや落ちこみ」といった気分状態が改善された（点数が低くなった）人が多いことがわかる

さらに、植物性乳酸菌は、①小腸では体の免疫力を増強（がん細胞を攻撃する力をもっているインターフェロンαがヒトの体内でつくられる力を増加させたり、外界から病原菌やウイルスなどの異物を排除する仕組みである自然免疫が活発になることと関係が深く、その活性が強くなると考えられているナチュラルキラー活性を高めるといった免疫賦活《ふかつ》作用など）させ、②大腸では前述のとおり、腸内細菌叢にはたらきかけて善玉菌を増加させ、腸内環境を改善して排便力を高めるということになるのです。

第5章

「快腸」になる食・生活術

大腸がんのリスクを避ける

腸に負担をかける食材

腸にとってよい食材と、逆に腸に負担をかける食材とがあります。ここでは腸に負担をかける食材をまとめておきます。

①脂肪のとりすぎが問題

腸に負担をかけるということは、ある意味で腸に病気ができることにもなります。その意味から、大腸がんは、食事との関わりが深いがんなのです。

さまざまな研究から、大腸がんの危険因子となる食事としては、よくいわれているように、**脂肪や肉類（赤身肉、加工肉）のとりすぎが問題**となることはほぼ確実なのです。

脂肪をとりすぎると、胆汁酸《たんじゅうさん》が増加します。胆汁酸は肝臓から排出されて腸に流れこむ消化液で、胆汁と一緒に分泌《ぶんぴつ》される化合物ですが、これが大腸がんの発症を促進させるのです。

肝臓で、コレステロールから最初の胆汁酸である「一次胆汁酸」がつくられ、胆汁に分泌されます。一次胆汁酸は、小腸の上部で脂肪の消化に関わった後、65～90パーセントは小腸の末端で吸収され、その残りが大腸に行きます。そこである種の酵素《こうそ》によって「二次胆汁酸」という物質になり、この後大腸で再吸収されます。

最近の研究で「一次胆汁酸」から「二次胆汁酸」に変わるときに、活性酸素（フリーラジカル）が発生し、この活性酸素が細胞のＤＮＡの損傷を生じさせて発がんに結びつくのではないかと指摘されています。

この活性酸素に対して、**エキストラバージンオリーブオイルのポリフェノール（オレウロペイン、ヒドロキシチロソールなど）が抑制的に作用して、大腸がん発生予防につながってくる**ことも判明しました。

二次胆汁酸は脂肪の多い食事をしている人に多く、欧米人のうち大腸がんのハイリスク群に属する人たちの便を調査すると胆汁酸の濃度が高いことも指摘されています。菜食主義の欧米人で大腸がんの低リスク群といわれる人々は、二次胆汁酸が低い値に留まっています。

②赤身肉の問題点

一見すると霜降《しもふ》りなどの脂肪の多い肉だけが問題になりそうな気がします（肉には脂質、

なかでもコレステロール値を上げる飽和《ほうわ》脂肪酸が多いため、多くとるとメタボリックシンドロームなどを引き起こすことがあげられます）。しかし、肉を焼くことによってつく「焦《こ》げ」が問題なのです。

焦げ、とくに**肉の焦げには発がん物質が多く含有《がんゆう》**されています。つまり、しっかりと火を通した肉（ウェルダン）を好む人のほうが大腸がんになりやすい、という報告もあるのです。

赤身肉には鉄分が多く含有されています。適量の鉄分は必要なのですが、鉄と脂質が一緒になることが問題なのです。**脂質と鉄分が組み合わさることで、活性酸素が発生しやすくなるのです**（鉄の酸化で「フェトン反応」といいます）。

活性酸素は、生きていくために必要不可欠な「酸素」が変化してできる物質です。活性酸素が多く発生すると、体内の細胞や組織などが酸化して損傷し、老化やがんなどの引き金になるのです。

実際、スペインの地中海に浮かぶマヨルカ島（エキストラバージンオリーブオイルを多く摂《せっ》取《しゅ》し、一日平均的脂肪摂取量は約85～90グラム）で、大腸がん（結腸がんと直腸がんを合わせた）の患者286人と、がんを発症していない健康な295人を対象に、それぞれのグループがどのような食生活をしているかを調査した研究があります。

この結果、大腸がん患者のグループでは、赤身肉の摂取量が明らかに多いことがわかりました。さらに直腸がんについては、赤身肉に加えて乳製品のとりすぎもリスクになる可能性が指摘されました。この研究内容では赤身肉が大腸がんのリスクを確実に上げる要因であることが指摘されました。

しかし、エキストラバージンオリーブオイルは、大腸がんの危険因子ではまったくありませんでした。このことから脂肪をとるにしても、その内容が問題であることが示されるのです。

③ファストフード

ファストフードの代表的な食べものとして最初に頭に浮かぶものに、ハンバーガーがあげられます。このハンバーガーは、牛肉のミンチが材料で、赤身肉が中心です。月に1〜2回程度摂取するのであれば、問題はないでしょうが、週に何回も摂取するようなことは控えたほうがよさそうです。

アメリカでは、大腸がんが非常に多い原因のひとつにファストフードがあげられています。肉食が大腸がんに影響をもたらすことの科学的根拠として、よくハワイに移住した日系人の例があげられます。ハワイの日系人の大腸がん発症率は日本人よりも高く、白人と同程度であった、という報告です。

ハワイでは、ハンバーガーやステーキなど牛肉を使った料理が多く、野菜はレタスなどの生野菜を食べる程度です。こうした食生活が大腸がんの発症に大きく影響していると考えられています。

さらにファストフードばかりでは食物繊維が不足し、便秘になりやすいことにも注意しなければなりません。さらに最近の研究では、ファストフードが潰瘍性《かいようせい》大腸炎やクローン病のリスクになることも指摘されています。

④アルコール

アルコールは肝臓だけでなく、消化器にさまざまな悪影響を及ぼします。

アルコールは肝臓で代謝《たいしゃ》されてアセトアルデヒドになり、最終的に解毒《げどく》され、水と炭酸ガスになります。この中間物質であるアセトアルデヒドが腸壁を刺激したり、細胞を傷つけたりすることで、がんの発生を高めると考えられています。

大腸がんに関しても、こうした理由から発症リスクになると考えられています。最近の疫学《えきがく》研究を調べてみますと、ほとんどの研究において、アルコールは大腸がんの促進因子となる結果が出ています。

便秘知らずになる食べもの常識

ヨーグルトの上を行く乳酸菌

ヨーグルトについては、たびたび触れていますが、便秘になったら、最初にとるといいのがヨーグルトと思う人は多いと考えられます。しかし、１９６０年代には、日本にはほとんどヨーグルトなど存在しなかったのです。

ヨーグルトは１９７０年代に入って明治ブルガリアヨーグルト®が発売され、次第に日本の摂取量が増加しました。

いまでは腸内環境をよくするのにいちばんいいのは、ヨーグルトという状況までに達したのです。

ヨーグルトは、たしかに動物性乳酸菌が多く腸にいいかもしれません。だからといって一日５００ミリリットルもとればダイエット効果もあるなどという話にのって多量にとるのは、あまりいいことではありません。

というのは、動物性乳酸菌は、漬けもの、味噌に含まれる植物性乳酸菌と比較して、胃液などで死滅しやすいのです。それにヨーグルトは乳製品でもありますので、動脈硬化などの原因にもなる飽和脂肪酸も多いのです。ですからアメリカやヨーロッパなどでは、低脂肪ヨーグルトもしくは無脂肪ヨーグルトがすすめられているくらいです。

ところで、1960年代までは、日本人には大腸がんや難治性炎症性腸疾患（潰瘍性大腸炎やクローン病など）がほとんど存在しませんでした。つまり味噌、漬けものなどの植物性乳酸菌を多くとっていた時代は、ある意味で腸内環境はよかったのです。

ところが1970～1980年代以降、肉食やヨーグルトなどの乳製品の増加とともに、大腸がんや潰瘍性大腸炎、クローン病などが増加し、現在では大腸がんは、女性のがん死の1位、男性の3位まで増加しました。

このような事実を見ていると、必ずしもヨーグルト摂取が日本人の腸内環境を守っていたかというと、そうとは言い切れないといえるのです。

ヨーグルトの摂取がすべて悪いわけではないので、日本人に合った**味噌、漬けものなどの植物性乳酸菌と、低脂肪ないし無脂肪ヨーグルトをバランスよくとる**ことで、腸内環境をよくしていくべきと考えられます。

腸のエネルギーは食物繊維

玄米についても前に述べましたが、高齢者の慢性便秘症の人の中には、最近の健康ブームの反映で、玄米を食べている人がけっこういます。ところが、玄米を食べていることで腹部膨満感《ぼうまんかん》等の症状や便秘が増悪してしまう人が多いのです。

これは、玄米は消化が悪いため、よく噛《か》まないと未消化のまま腸に行って、腸の中に停滞し、腹部膨満感等の症状が増悪してしまうことがあるからです。とくに、高齢者は噛む力が減弱してくるので、玄米が未消化になりやすくなると考えられます。

では、便の素になる食物繊維をどのようにしてとればいいのでしょうか。それには、食物繊維の中で、不溶性食物繊維ではなく、水溶性食物繊維を積極的にとればいいのです。

ここで消化管、とくに腸のエネルギー源について考えておきます。腸は、小腸と大腸に大別すると述べましたが、いずれの腸とも主たるエネルギー源は、糖ではありません。

小腸のエネルギー源の一番目は、後述するアミノ酸の一種であるグルタミンで、二番目は、食物繊維が分解されて生じる酪酸《らくさん》（短鎖脂肪酸の一種）なのです。

では、大腸のエネルギー源はというと、これは一番目が酪酸で二番目がグルタミンということになるのです。ですから、**食物繊維をとらないと腸のエネルギー源を得ることができな**

いのです。

私は以前より、不溶性食物繊維ではなく水溶性食物繊維の一種であるポリデキストロースを含有（7グラム）している飲料水のファイブミニ®を慢性便秘症の人に摂取させ、排便状況、腹部症状の改善や、下剤用量の減量等に関して有効であることを報告してきました。

そして私のクリニックの「便秘外来」を受診する高齢者の方で、比較的下剤服用量が少ない人に対して、ポリデキストロース含有飲料を連日摂取するようにとすすめてみたところ、有効な人が見られました。

とくに高齢者の便秘で、直腸内に便が貯留して便秘になってしまう人、食事摂取量があまりとれない人では、ポリデキストロース含有飲料は、簡単に摂取できますので、有効な人が存在しました。

一般的な情報誌やメディアでは、便秘に対して食物繊維が有効であると述べるだけで、食物繊維の種類までは述べていないので、誤った食物繊維のとり方をしている人が多く見られるので注意が必要なのです。

発芽大麦入りごはんがおすすめ

発芽《はつが》大麦は、2～3日間大麦を発芽させたもので、その結果、従来大麦には認められていなかったアミノ酸の一種であるグルタミンと、大麦に多いとされる水溶性食物繊維、とくにβ－グルカンがバランスよくとれるのです。

グルタミンは、リンパ球の栄養分であったり、小腸粘膜《ねんまく》の栄養分です。さらにβ－グルカンは、水溶性食物繊維の性質もありますが、動物実験ではありますが、全身の免疫機能をアップしてくれる可能性が指摘されています。

発芽大麦は、アサヒフードアンドヘルスケアより発売されており、通信販売で手に入れることができます。発芽大麦と白米２～３合で炊くごはんは、従来の麦めし（ぼそぼそしておいしくなかった）よりも食感や味わいが異なり、おこわのような感じでおいしいのです。

発芽大麦ごはんをとることによって、水溶性食物繊維やグルタミンを上手にとることができます。これは白米や玄米では手に入らない物質なのです。発芽大麦ごはんは、おいしくて腸によいすばらしい機能がいっぱいです。

絶対的「快腸食」

強力なバナナの実力

最近の日本人、とくに若い人は、太るからという理由で果実をあまりとらないのだそうです。果実をとらないで、加工品のお菓子をとってトランス脂肪酸（動脈硬化促進や発がんの可能性あり）を多くとるようでは、逆に危険ですよね。

バナナは、朝バナナ・ダイエットで一時期大ヒットしました。たしかにバナナ1本（約100グラム）は86キロカロリーと、思ったよりカロリーが高くないのです。さらにバナナには、**食物繊維、オリゴ糖などに加えてビタミンB_2群、B_6、マグネシウムなどが豊富なのです。**

私は、日本バナナ輸入組合との共同研究で、バナナを毎日2本、4週間食べていただいて、顔の皮膚への影響と排便状況について検討しました。その結果、図表12に示すように顔の皮膚の油分・水分の上昇が認められました。

顔の皮膚の肌理《きめ》の細かさは、皮膚の角層と水分量で決定されるので、保水性が高まれば、

図表12 バナナの効用①

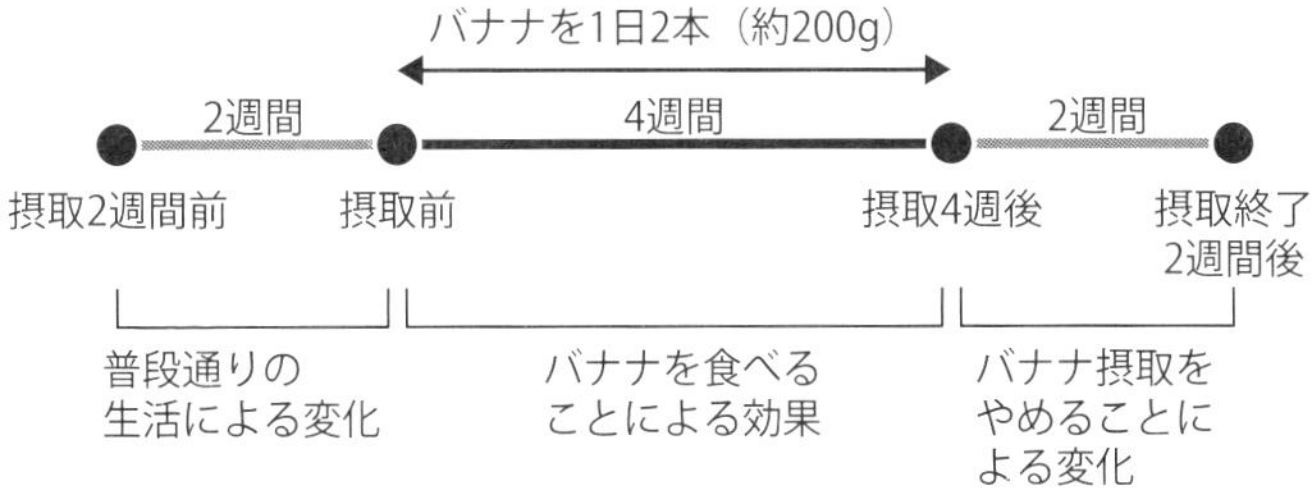

バナナの効用②

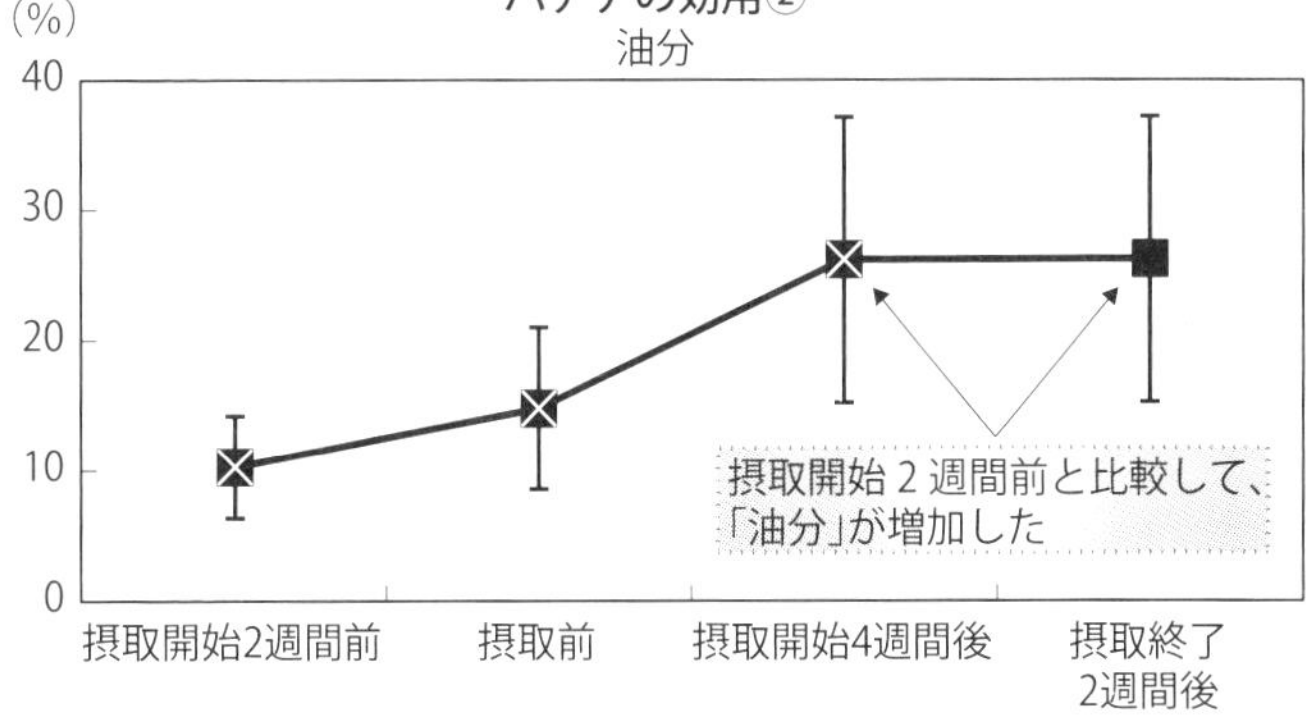

バナナの効用③

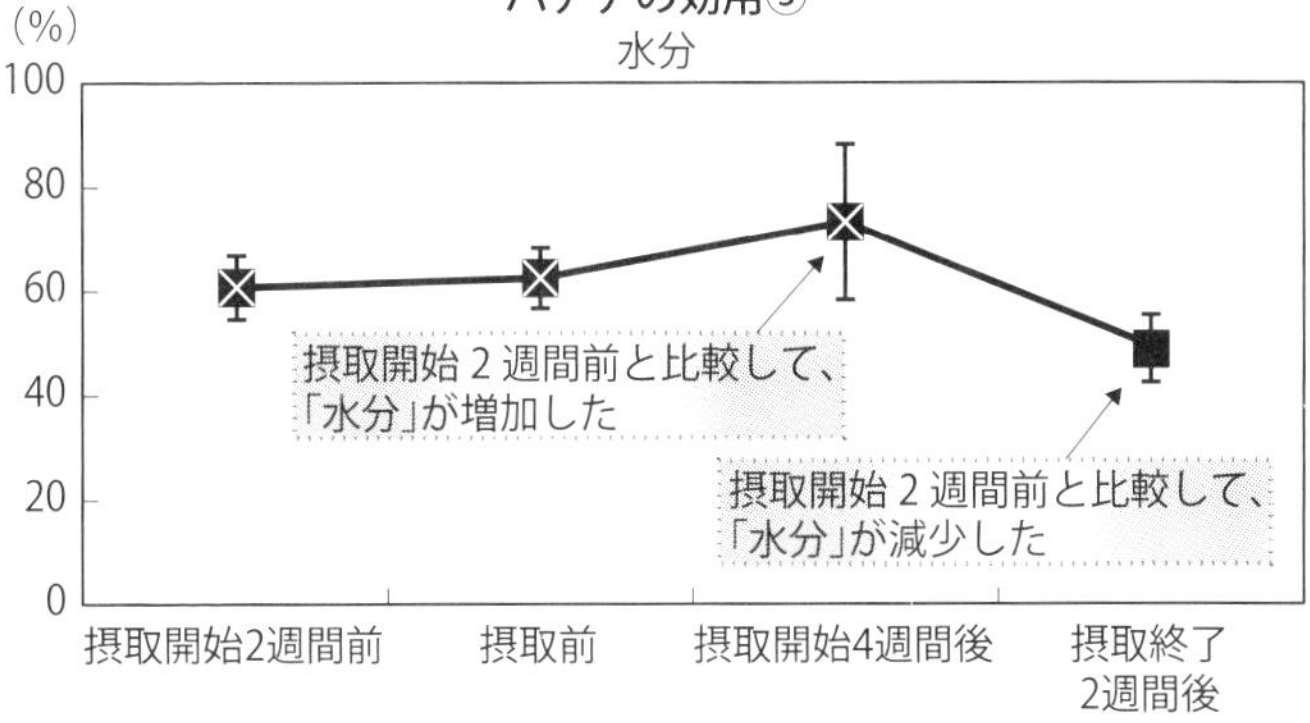

肌理が細かくなり、皮膚の老化予防、つまりは見た目の若返りも有効といえそうです。

さらには、結果的に排便量も増加し、腸内環境も改善しました（この腸内環境改善も皮膚への改善効果が示唆されるのです）。

つまり、バナナを毎日とることで、見た目と腸内環境の改善効果が期待できるのです。さらにバナナをおいしく食べるためにエキストラバージンオリーブオイルやココアパウダーをかけると、バナナの甘さとオリーブのちょっとスパイシーな味でビター・スウィートな食感が楽しめます。

これはオリーブのもつオレイン酸の排便促進作用、さらには4つの抗酸化作用（ポリフェノール、オレイン酸、葉緑素、ビタミンE）とバナナとの相乗効果で、腸内環境および皮膚への改善効果がパワーアップするのです。

またキウイは、水溶性食物繊維と不溶性食物繊維の比率が1対2で、これも便秘傾向の人には、排便促進が可能となるおいしい果実なのでおすすめです。

栄養を逃がさない魚のオリーブオイル焼き

魚、とくに青背魚は、体によいｎ－３系多価不飽和脂肪酸であるＥＰＡ（エイコサペンタエン酸）やＤＨＡ（ドコサヘキサエン酸）などが豊富なのです。現在日本人の魚の摂取量が減少しているためか、厚生労働省は２０１１年より、ＥＰＡやＤＨＡなどを合わせて一日１０００ミリグラム以上とりましょう、という勧告を出しています。

日本人の魚の食べ方は、網焼きが主です。これだと魚を焼いたときに、ＥＰＡやＤＨＡを含む油が落ちてしまいます。この油を逃がさないために、また魚をおいしく食べる方法のひとつとして、**魚の表面にエキストラバージンオリーブオイルをまんべんなく塗って、オーブン焼きにする**といいのです。

こうすることで魚がきれいに焼けて、しかもオリーブオイルを塗ることによって、魚の油が落ちないですむし、しかもおいしい。これは試してみる価値があります。

最近の研究では、ＥＰＡやＤＨＡは、炎症を抑制する効果、免疫《めんえき》機能を改善する効果、がんの増殖を抑制する効果などが指摘されています。

たとえば、難治性炎症性腸潰瘍である潰瘍性大腸炎やアトピー性皮膚炎には有効であることがよく知られています。

さらに、日本人の好きな刺身で食べてもいいです。この場合、わさび醤油《じょうゆ》で食べてもいいのですが、エキストラバージンオリーブオイルを使ってマグロのカルパッチョとして食べるとおいしく食べられますし、オリーブオイルの力でパワーアップが可能なのです。

ファイトケミカルで腸を守る

野菜は、火を通さず生食がいちばんよいと思っている人が結構多いのです。たしかにサラダで食べるとおいしく、ある種のビタミンは火で壊されずに、生野菜で食べるのがよいのかもしれません。

しかし、最近話題になっているファイトケミカル（植物由来の物質）は、植物の細胞内に存在するため、細胞膜を破壊しなければ、効率的に摂取することができないのです。ですから野菜をスープにしてとると効率よくファイトケミカルをとることができます。

ファイトケミカルの代表的なものとしては、次のように6種類に大別できます。

①ポリフェノール：植物の色素や灰汁《あく》の成分などで、抗酸化力が強い。エキストラバージンオリーブオイルのオレウロペイン、赤ワインのレスベラトロールなど

②含硫化合物《がんりゅうかごうぶつ》（硫黄《いおう》化合物）：ニンニク、タマネギなどの香りの素で、ブロッコリーや白菜などのアブラナ科の野菜のイソチオシアネート類、ニンニクやネギなどのシステインスルポキシド類など

③脂質関連物質：ニンジンのβ－カロテン、トマトやスイカのリコピン、ホウレン草のルチ

ン、ミカンのクリプトキサンチンなど

④アミノ酸関連物質：アスパラガスのグルタチオンなど

⑤香気成分：バナナなどの香気成分であるオイゲノール、柑橘《かんきつ》類のリモネンなど

⑥糖質関連物質：キノコ、大麦のβ－グルカン、海藻類のフコダイン、リンゴのペクチンなど

これを毎日摂取していると、効率よく腸の酸化ストレスから守ってくれて、最終的には大腸がんの予防へとつながっていきます。

日々できること

冷えは大敵

冬に温度が低下してくると、おなかが張ってくることは、誰もが一度や二度経験したことがあるに違いありません。とくに慢性便秘症の人は、気温が低下すると便秘の症状が増悪する傾向が認められます。

それは高齢者の慢性便秘症の人にも、多く認められるのです。とくに高齢者は、気温が低下してくると、温《あたた》かい室内に閉じこもりがちで、外出する機会が減少してきます。これも便秘を悪化させる一因になってきます。

では、なぜ冬になって気温が低下すると腸の運動が低下してくるのでしょうか。それは、気温が低下すると体内の中心部の温度を維持するために交感神経が優位になるため、末梢《まっしょう》の血管を収縮させることによって中心部の血流を維持して、中心部の体温を維持しようとするはたらきが起こるためなのです。

そうなると交感神経の優位が続くことになり、それが腸管運動の抑制につながり、排便力の低下につながってくるというわけです。

では、このような場合どうすればいいのかというと、入浴などで体、とくに腹部を温めて、血行をよくします。そうすると、一時的にせよ腸の運動が亢進《こうしん》し、おなかのガスなどの排出がよくなり、多少なりとも腹部膨満感等の自覚症状が軽減します。

また、ペパーミントを使用した温湿布《おんしっぷ》なども、ペパーミントの成分であるメントールが腸管の平滑筋《へいかつきん》を弛緩《しかん》させたり、腹部を温めることで腸の運動を亢進させ、排便力を増強させ、おなかの自覚症状を改善させることにつながってきます。

ちなみにペパーミントオイルを使用した温湿布は、外科で腸の麻痺《まひ》性イレウス（腸閉塞《ちょうへいそく》の一種）の治療のひとつの方法です。

冷えたときに、おなかに手を当てていると気持ちがいいのは、おなかを温めると腹部の症状を改善させるのに有効であることのひとつの証明ともいえます。

必要な水分量の目安

水分は、とくに朝にとりたいものです。必ず水分を補給しましょう。また、何も食べていない空《から》の状態の胃に冷たい水が入ると、胃が刺激され、大腸の蠕動《ぜんどう》運動の引き金になります。

食べたり飲んだりすることで摂取する水分量は、一日あたり約2リットルといわれています。さらに体内の水分量は、口の中の唾液が1・5リットル、胃液が2リットル、膵液《すいえき》1・5リットル、胆汁0・5リットル、腸から分泌《ぶんぴつ》される腸液が1・5リットルで、合計9リットルとなります。

一方、体内に吸収される量は8・9リットルで、残りが便に吸収されますので、便中には一日あたり0・1リットルの水が含まれる計算です。つまり、**摂取する水が少ないと便が硬くなってしまう**のです。

水分の摂取量は、一日あたり1・5〜2リットルくらいが目安になります。とくに、汗で水分が失われる夏は要注意です。意外にも、夏場は便秘が悪化する人が多いのです。汗でどんどん水分が失われるので、通常よりも多めに水分をとるといいのです。

ティータイムのひと工夫

シナモン（桂皮）、ジンジャー（生姜《しょうが》）も、よく漢方製剤に使用される素材です。

シナモンは、東南アジア原産の植物で、クスノキ科の木の幹や樹皮を乾燥させたもので、独特の甘みと香りが特徴です。**シナモンの主成分である桂皮アルデヒドには、血流を増加させる作用**があり、動物実験では、末梢血管を拡張させる作用が確認されています。つまり、血管を拡張して血行をよくする作用があるのです。

ジンジャーは、ショウガ科草本で、有効部分は根茎《こんけい》です。ジンジャーは、民間薬として世界中で愛用されてきました。マウスを使った実験では、ジンジャーの辛《から》み成分のうち「6－shogaol（ショウガオール）」や「10－shogaol」という物質が体温の降下を抑制する活性が認められています。

6－shogaolは生《なま》の生姜にも含まれていますが、どちらかというと乾燥させたもの（乾姜）のほうが活性成分の多いことも指摘されています。

ジンジャーは、西洋でも胃腸への薬効が高いハーブとして愛用されており、消化管のはたらきをととのえ、胃腸に溜《た》まったガスを排出させる作用も有名です。

このシナモン、ジンジャーの両者が使用されている漢方製剤に、桂枝加芍薬湯《けいしかしゃくやくとう》という薬があります。この桂枝加芍薬湯は、芍薬、シナモンを主成分に、ジンジャー、甘草（カンゾウ）などから構成されています。

桂枝加芍薬湯は、体が冷えやすかったり胃が弱かったりする人に有効である漢方製剤で、おなかの張りが強かったり、痛みがあったりする人に使われます。とくに虚証《きょしょう》といって、冷感をともなうような人に向く漢方製剤で、臨床《りんしょう》の現場では、軽い便秘や、便秘や下痢をくり返す過敏性腸症候群の治療薬として使われていました。

ここから考案したのが、もっとも気軽に毎日の食事に取り入れられるようにしたシナモンとジンジャーでつくる「シナモンジンジャーティー」なのです。

市販のシナモンの粉末、チューブ状のジンジャー、オリゴ糖を適当にカップに入れ、ここにお湯を注《つ》いで簡単につくれるのです。

このシナモンジンジャーティーで、体は本当に温まるのでしょうか。そこで、水を温めただけの「白湯《さゆ》」とシナモンジンジャーティーで比較をしてみたのです。これについては、冷え症もなく、おなかの調子も健康という4人の方に被検者になっていただきました。

その結果、いずれも体温上昇、維持という一定の効果が得られました。

たとえば、被検者である35歳の女性の例では、白湯では体温の上昇が見られたものの、1時間後の体温が36・3度まで戻ってしまっているのです。しかし、シナモンジンジャーティーでは36・6度と、飲んだ後の体温を維持できていることがわかりました。

白湯では体が温まるものの、すぐ元に戻ってしまう人もいるのです。シナモンジンジャーティーでは、33歳の女性の例で見るとわかるとおり、一時的に上昇した体温が時間の経過でも維持できているのです。

これは、白湯で体温を上昇させることに加えて、シナモンの血管拡張作用やジンジャーの体温の降下を抑制する効果、それらの相乗効果の結果、体温が維持できたと思われます。

図表 13 ①シナモン・ジンジャーティーの体温の変化

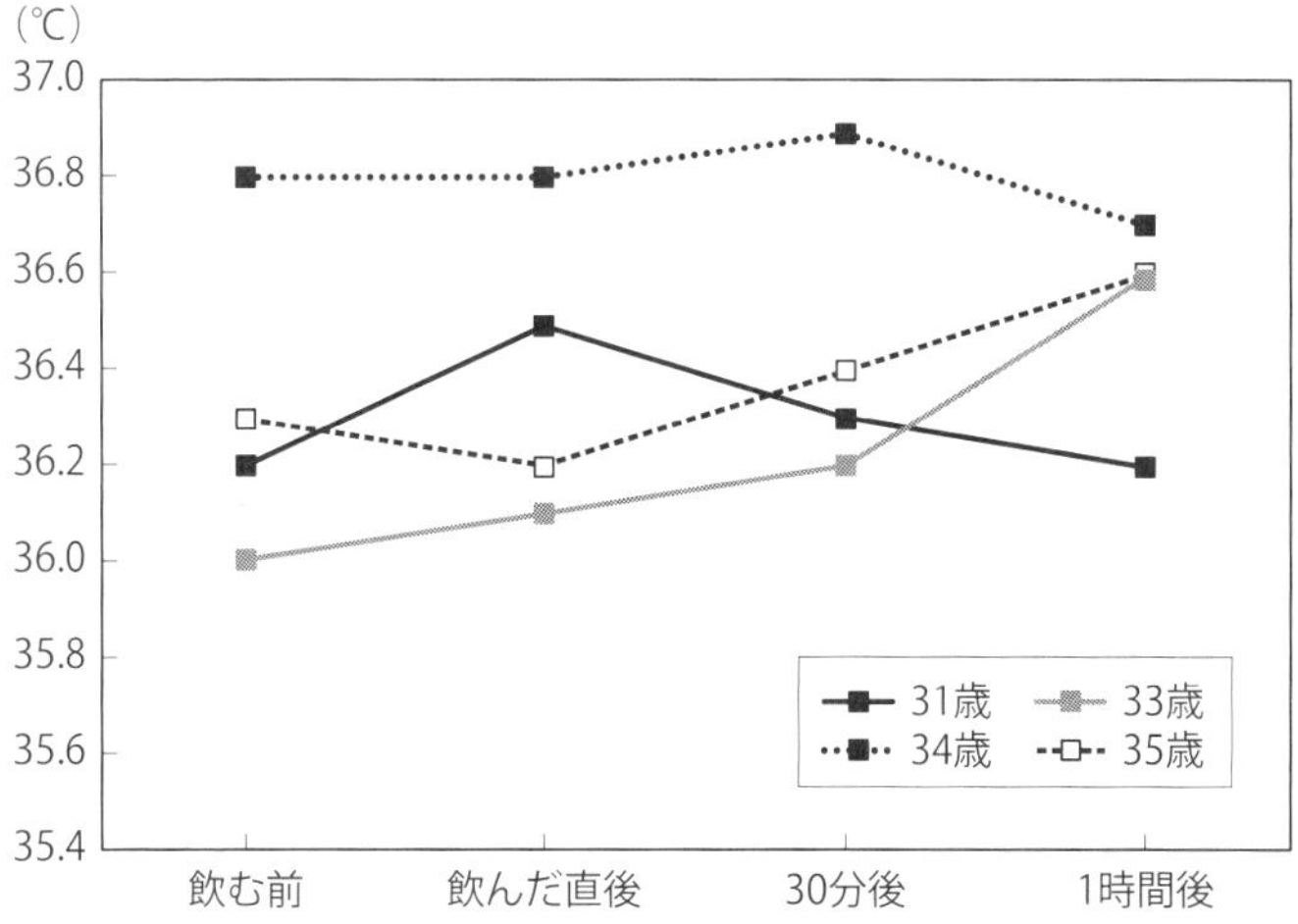

②白湯での体温の変化

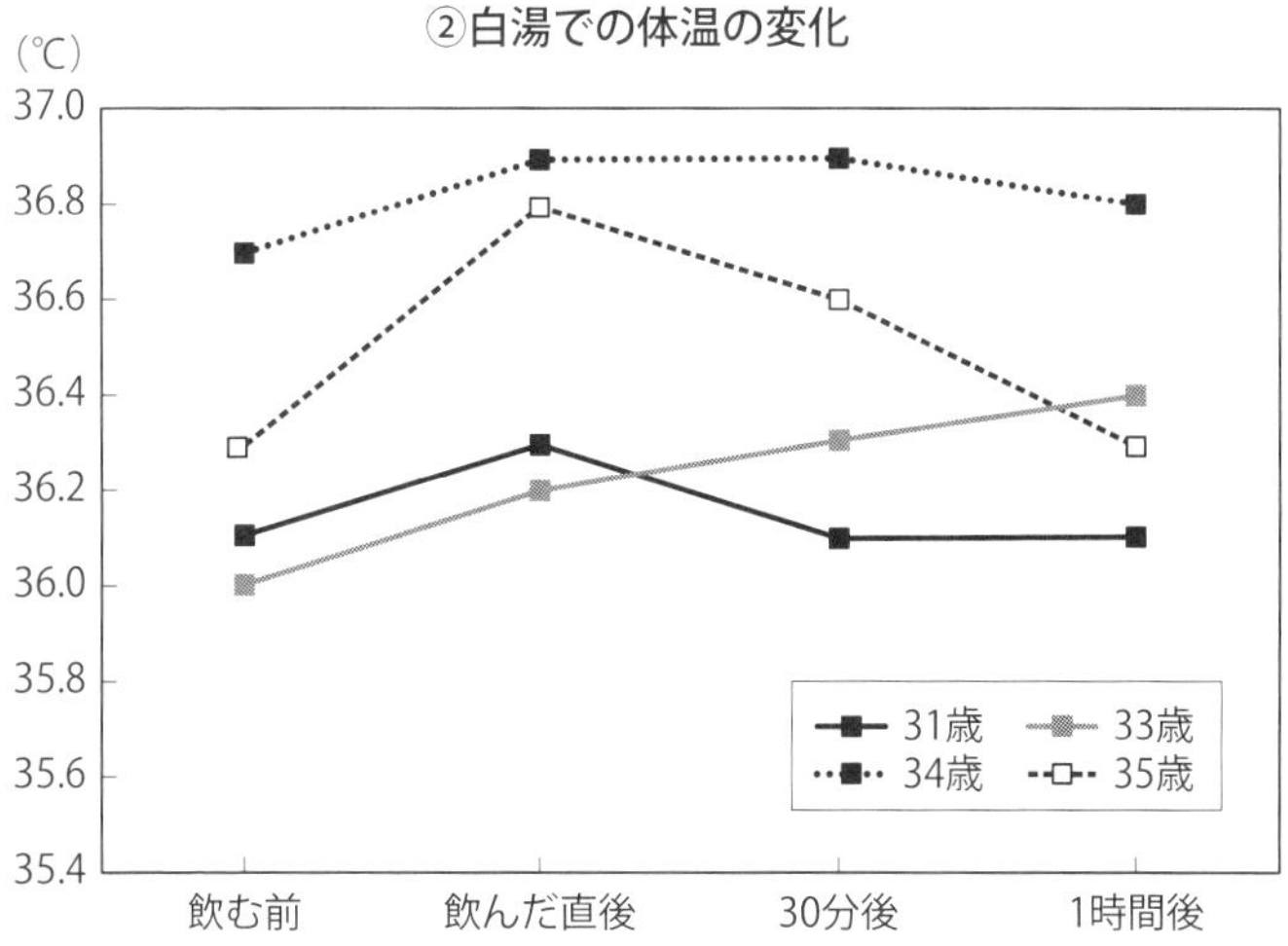

つまり、シナモン、ジンジャーは体温を上昇させる作用をもつというよりは、白湯の服用後に一時的に上昇した体温を低下しにくくする作用、つまりは体温保持作用といえるのです（図表13①、②）。

半身浴でおなかを万全に

日本人ほど、入浴が好きな民族はいないというほど、入浴グッズや温泉に関する記事をよく目にします。ここで取りあげたい「半身浴」という言葉もよく目にします。

半身浴は、それこそ体の半分を、のぼせない程度にお湯に浸《つ》からせておなかを温める方法です。

半身浴の要領は、①お湯の温度は38〜39度とかなりぬるめにする、②みぞおちまでお湯に浸かる、③15〜20分を目安に、のぼせない程度に湯船に浸かり汗を出す、とこれだけです。

こうすることで全身がリラックスでき、副交感神経が優位になり、腸への血流が増加して腸の運動が活発になる、などの相乗効果で、**腸管運動が亢進し、おなかに貯留したガスが排出しやすくなる**のです。

これは誰もができる腸のリハビリといえるかもしれません。

腸がよろこぶウォーキング

60歳以上の男性で、会社を退職後に排便障害から便秘になったということで来院する患者さんがいます。よくよく話を聞いてみると、仕事中は、比較的外に出る機会が多く、歩くことが多かったのに、退職後は自宅にいることが多くなり、次第に便秘になってしまったということです。

また、それまで毎日排便があったのに、自宅にいるようになってからは、毎日は排便がなく、おなかが張って気持ちが悪いので、つい下剤で排便を促すうちに、毎日下剤を服用して排便するようになってしまったというのです

たしかに歩かないと腸の調子は悪くなってしまうので、**毎日30分以上は歩いたほうがいい**のです。また、世界対癌協会の大腸がんの危険因子の最大のものとして、さらに２００８年に「ランセット」という医学誌で、運動不足は世界で年間５３０万人の死亡原因になる可能性があると報告しています。

さらに２０１１年のランセット誌で、チー・パン・ウエン博士が41万人もの台湾人を８年間追跡調査して、毎日15分間、早歩きなどの中等度の運動をする人は、まったく運動しない人に比べて死亡リスクが14パーセント減少し、寿命が３年以上延びるとしています。

このように30分以上歩くことで、排便力が増加し、大腸がんのリスクも軽減されたり、寿命も長くなるというのであれば、ウォーキングを毎日の日課とすべきといえるのです。

腸に効く栄養学

オリゴ糖で善玉菌を増やす

オリゴ糖は、単糖（炭水化物を分解したときに、これ以上分解できない最小単位）が、2〜20個結びついたものをいいます。砂糖の主成分であるショ糖や麦芽糖《ばくがとう》等、小腸で吸収されやすくエネルギー源になるものもありますが、人間の消化酵素では消化されないものもあります。これらは分解されることなく、大腸まで到達し、善玉菌の代表であるビフィズス菌のエサとなります。

つまり、**オリゴ糖をとると、腸内の善玉菌が増加し、腸内環境がよくなる**のです。市販されているオリゴ糖には、ダイズオリゴ糖、フラクトオリゴ糖、ガラクトオリゴ糖、イソマルトオリゴ糖、乳果オリゴ糖等があります。

ダイズオリゴ糖は、大豆タンパク質を利用した後の残りかすからつくられる大豆に含まれるオリゴ糖の総称です。エネルギーはショ糖の約半分と低カロリーで、熱や酸にも強いのです。

ダイズオリゴ糖を一日に3グラム摂取すると、腸内のビフィズス菌は数倍に増加するといわれています。

フラクトオリゴ糖は、消化酵素で分解されにくく、ビフィズス菌の増殖を促します。

イソマルトオリゴ糖は、ハチミツ、味噌、醤油等に含まれるオリゴ糖です。ビフィズス菌の増殖を促し、熱や酸にも強く、料理に利用すると旨味《うまみ》やコクが出ます。

ガラクトオリゴ糖は、乳糖をアルカリで処理してつくります。ビフィズス菌の増殖を促し、タンパク質の消化・吸収を助けるはたらきがあります。

オリゴ糖は、ねぎ、たまねぎ、キャベツ、ごぼう、**納豆にも多く含有されています**。またバナナやリンゴ等の果物等にも豊富ですので、毎朝、手軽にとることができます。

オリゴ糖の摂取の目安は、一日3〜5グラムですが、料理にも入っていますので、果物や豆乳等を利用すれば、無理なく必要量がとれます。

マグネシウムを不足させてはいけない

マグネシウムの語源は、古代ギリシャのマグネシア地方に由来するとされています。この地方では、マグネシアアルバという白い物質が産出され、さまざまな病気の治療に使用されて有効とされてきました。

マグネシアアルバは、現在のマグネシウムとカルシウムの混合物だったと考えられていま す。マグネシウムの発見者は、スコットランド人のＪ・ブラックといわれています。１７５５年にＪ・ブラックは、マグネシウムと石灰《せっかい》を区別し、マグネシウムを発見するのです。

その後、１８０８年にイギリスの化学者であるＨ・デービーが、水銀を使った電気分解で、マグネシウムを単離することに成功します。

マグネシウムは、３２５種類以上もの酵素のはたらきを活性化するといわれています。またマグネシウムは、物質代謝《たいしゃ》、エネルギー産生系で大切な作用をもっています。

エネルギー産生は、ブドウ糖を細胞内で代謝して生じるＡＴＰ（アデノシン三リン酸）がもとになります。ブドウ糖が細胞内に取りこまれると、解糖系とＴＣＡ回路でブドウ糖が酸化されて多量のエネルギーの源になるＡＴＰが産生されるのです。

その酸化過程で10種類以上の酵素がマグネシウムを必要とするのです。つまり、マグネシウムは、人間のエネルギーをつくりだす過程で必要なミネラルということになるのです。

しかし現在厚生労働省が指摘している一日のマグネシウム摂取量３２０ミリグラム対して、日本人（30〜40歳男性）の平均的一日の摂取量は２５０ミリグラムといわれており、マグネシウムの摂取量が不足している状況なのです。

最新の研究では、インスリン抵抗性増大をともないやすい腹部肥満、空腹時血糖高値、高中性脂肪血症、低ＨＤＬコレステロール血症、高ＬＤＬコレステロール血症、高血圧を合わせもつ、いわゆるメタボリックシンドロームの病態は、食習慣の欧米化によって食事からのマグネシウム摂取量の減少（カルシウム／マグネシウム比の上昇）によってもたらされている可能性があり、このマグネシウム摂取量の減少がインスリン抵抗性増大や、メタボリックシンドローム、糖尿病《とうにょうびょう》の発症の一要因となっているのではないかとも考えられています。

では、どうして日本人のマグネシウム摂取量が減少してしまったのでしょうか。それは大麦、雑穀等の穀物消費量が減少したことが一因であるといわれています。

また、米等の精製加工が進んだことも、食事からのマグネシウム減につながっているのです。つまり、玄米１００グラムにはマグネシウム１１０ミリグラム含有されているのに対して、胚芽米１００グラムには53ミリグラム、精白米だと18ミリグラムのマグネシウムしか含有されていないのです。

また、過剰な脂肪分の摂取、とくに不飽和脂肪酸は食事中のマグネシウムの一部に鹸化《けんか》(反応）を起こし、脂肪が吸収されにくくなります。つまり、過剰な脂肪食でマグネシウム不足が助長されるといわれているのです（ただし腸を中心に考えたとき、オリーブオイルなどの不飽和脂肪酸リッチオイルとマグネシウムを比較的多く摂取すると、脂肪が吸収されずに腸内に残り、腸管内の排出をよりよくしてくれるとも考えられます）。

このように人間の体にとって有用なマグネシウムを上手に摂取すると、腸ばかりでなく体にも有効に作用してくれるのです。

ところで、マグネシウムはミネラルとして、人の細胞内陽イオンという部分に2番目に多く含まれています。そして、生命を維持する酵素反応補因子として、３２５以上ものはたらきを担《にな》っています。

薬剤としては、明治2年（１８６９年）に酸化マグネシウムとして海外から輸入されたという記録が残っており、日本では１００年以上も前から使われている薬剤なのです。

酸化マグネシウムは、当初は胃薬（制酸剤）として服用されていたようですが、１回に１０００ミリグラム以上服用すると下剤となることがわかっていました。

酸化マグネシウムが腸管内に入ると、その一部（40～60パーセント）は腸管内に吸収されずに残るのです。それが高浸透圧物質として作用し、腸からの水分の吸収を阻害するため、水分が腸管外へ流れだして下痢になるのです。

つまり、酸化マグネシウムを服用すると、胃液の塩酸と反応して塩化マグネシウムができます。それが小腸に運ばれるとアルカリ性の腸液の炭酸水素ナトリウム（$NaHCO_3$）と反応して可溶性・非吸収性の塩類の化合物になります。

この非吸収性塩類が腸内の浸透圧を上昇させ、腸の内容物へ水分を引き寄せ、腸の内容物を軟化させるとともに、内容物の増量によって腸の拡張刺激も加わり、排便が促進されることになるのです。

逆にいえば、**酸化マグネシウムを服用すれば、便秘の人の硬い便も軟らかくなる**のです。酸化マグネシウムは、腎《じん》障害等があると、腎臓でのマグネシウムの排泄《はいせつ》があまりできないこともあって、血中のマグネシウム濃度が上昇することがあります。

したがって一年に2〜3回程度血中マグネシウム濃度、血中クレアチニン値（腎機能）等をチェックし、マグネシウム濃度が上昇しないことを確認していればよいのです。副作用も少なく安全に使える薬で、現在もかなり多く使用されています。

マグネシウムは、にがりや岩塩、硬質のミネラルウォーター（たとえばコントレックス®等）でとることが可能です。

また、**昆布やほうれん草、ひじき、玄米、納豆、牡蠣《かき》、かつお、ゴマ、さつまいも、落花生などにも多く含まれています。**

重い便秘の場合は、食材だけで必要なマグネシウムをとるには、かなりの量が必要になるので、薬剤の酸化マグネシウムとしてとるのが効果的です。

「見えない油」に要注意

脂質（油）は、タンパク質、炭水化物と並んで、人間に必要な三大栄養素のひとつです。またエネルギー源となり、体の組織を正常に機能させるという大切な役割を担っています。理想的な油の摂取量はエネルギー全体の20〜25パーセントといわれています。注意しなければならないのは、摂取する油の内容です。

油の主成分は脂肪酸で、大きく分類すると飽和脂肪酸と不飽和脂肪酸に分類されます。このうち不飽和脂肪酸は、体内でつくることができない必須脂肪酸を多く含有しているので、食事として外部からとる必要があるのです。

さらに不飽和脂肪酸は、人間の体をつくる細胞の細胞膜を構成する成分でもあるのです。細胞膜は、細胞に必要な栄養素を取りこみ、不要なものをシャットアウトする重要なはたらきがあるため、細胞膜が健康でないと細胞に十分な栄養が行き渡らず、不要物の排出もうまくいきません。細胞膜の異常が起こると、発がん物質が体内に貯留しやすくなる可能性さえ出てくるのです。

飽和脂肪酸は動物性脂肪（肉類、乳製品、バター、ヨーグルトなど）に多く含有され、不飽和脂肪酸は植物性脂肪（植物油）に多く含有されています。食事が欧米化し、さらには外食やコンビニ食、ファストフードなどを摂取する機会が多くなって、油の摂取が動物性脂肪に偏《かたよ》る傾向になっています。

油というと、食用油やバター、ラードなど見える油ばかりが頭に浮かびますが、油には見えない油もあるのです。**見えない油とは、肉類や穀類、豆類、乳製品など食品に含有されている油のこと**です。

油のとりすぎを心配する人は、この**見えない油のとり方にこそ注意が必要**です。日本人は、見える油1に対し、見えない油2・5倍も多く摂取しているといわれています。

たとえば、乳製品からは一日4・6グラム、卵からは4・4グラムも油をとっています。また、パスタやグラタン、オムライスなどの料理も、バターやチーズ、肉をたくさん使うと脂質は多めになります。

意外に知られていないのが加工品です。たとえば、餃子《ギョーザ》には具だけでなく皮にも油が塗られていることが多いのですが、餃子に限らず、加工品には製造までのプロセスで、味だけでなく、形をととのえたり、見た目を美しくするために、同じ料理を手づくりするのに比べて、何倍も油を使います。

大量生産されているサンドイッチもパンの内側だけでなく、中の具を接着させるために油（マーガリンなど）を使っていることがよくあります。

日常的に使っているカレーやシチューのルーにも油は多めです。クラッカーやチョコレートなどの菓子類にもかなりの油が使われています。

インスタントラーメンでは、１００グラムに20・９グラムもの油が含まれているものもあるそうです。目に見えない油には注意がいるのです。

ここで市販の油についてです。主に飽和脂肪酸を多く含有するものとして、バター、ラード、ヘッド、パーム油などがあげられ、動脈硬化を促進させるＬＤＬコレステロール値（悪玉コレステロール値）を上昇させます。

一価不飽和脂肪酸（オレイン酸など）は、オリーブオイルに多量に含有されており、動脈硬化を抑えるようにはたらくＨＤＬコレステロール（善玉コレステロール）を減少させることなく、ＬＤＬコレステロール（悪玉コレステロール）値を下げるはたらきがあります。

ｎ－６系多価不飽和脂肪酸は、サラダオイル、コーン油、大豆油、綿実油、紅花油、ひ

図表 14　見える油、見えない油

動物性脂肪	28.8g	
①動物性油脂	0.2g	見える油 1.0g
②バター	0.8g	
③魚介類	5.8g	見えない油 27.8g
④乳類	4.6g	
⑤卵類	4.4g	
⑥肉類	13.0g	
植物性脂肪	27.7g	
①植物性油脂	8.9g	見える油 13.3g
②マヨネーズ類	3.2g	
③マーガリン類	1.2g	
④穀類	5.1g	見えない油 14.4g
⑤豆類	4.0g	
⑥菓子類	2.2g	
⑦その他	3.1g	

平成 12 年厚生労働省国民栄養調査

まわり油などの種子油で、これらはリノール酸が大半を占めています。

リノール酸はＬＤＬコレステロール値を下げるはたらきがありますが、とりすぎるとＨＤＬコレステロール値も下げてしまいます。

ｎ－３系多価不飽和脂肪酸（α－リノレン酸、ＥＰＡ、ＤＨＡ）は、えごま油、しそ油、魚油の脂肪酸として知られています。青背魚にはＥＰＡ、ＤＨＡが多く含有されているのです。

これらは、血中のＬＤＬコレステロール値、中性脂肪値を下げるほかに、糖尿病の合併症である心筋梗塞《しんきんこうそく》や脳梗塞などを予防するようにはたらくといわれています。

さらには、大腸がん、乳がんの原因を抑制するわけではありませんが、大腸がん、乳がんが発生し増殖するときに、その増殖を抑制するようにはたらくのです。

食物繊維の上手なとり方

現代人にもっとも不足しているもののひとつに、食物繊維があります。１９６０年代には、日本人の食物繊維摂取量は、一日23～25グラム前後摂取していましたが、現在では13～14グラム前後まで低下してしまいました。

食物繊維は、スムーズな排便を促し、腸内の老廃物《ろうはいぶつ》をできるだけ早く排出するためには必要不可欠な存在です。しかし、ただたくさんとればいいというものではありません。というのも、多くの人が、食物繊維が豊富な食品として真っ先に思い浮かべるごぼうやさつまいも、レタスといった野菜類に多く含まれるのが水に溶けない不溶性食物繊維であり、水分を一緒にとらずにこれらを多くとりすぎると便が硬くなり、かえって便秘を悪化させてしまうことがあるのです。

では、腸の健康増進のためには、食物繊維をどのようにとればいいのでしょうか。それは、水に溶けている水溶性食物繊維を上手にとることです。水溶性食物繊維は、果実などに比較的多く含有されています。

水溶性食物繊維には、腸内の水分を吸収して便を軟らかくするというはたらきがあるのです。そこで、不溶性食物繊維で便の硬さを増やしつつ、同時に水溶性食物繊維で便を軟らかくするのが理想的なとり方というわけです。つまり**不溶性食物繊維と水溶性食物繊維のバランスを約2対1にするとよい**のです。そのためには、**キウイなどの果実を毎日とる**と理想に近づきます。

ところで、食物繊維の豊富な食品はカロリーが低いものが多いのですが、料理をするときは、より食物繊維が多くてカロリーの低い食材を選びたいものです。こうすれば、便秘予防はもちろんのこと、肥満、糖尿病、メタボリックシンドロームの予防にもつながっていくのです。

そこで私は日本食品標準成分表を基にして、F・I（ファイバー・インデックス）というオリジナルの指標を考案しました。これは「100グラムあたりのカロリー（kcal）／食物繊維量（g）」で算出した、食品100グラム中のカロリーと食物繊維量の比率を示したものです。つまり、**F・I値が低いものほど、食物繊維が多くて低カロリーな食材**ということになります。

たとえば、同じ穀類でも、精白米（めし）より玄米やライ麦パンのほうがF・I値が低く、麺《めん》類では、うどんよりもそばのほうが圧倒的にF・I値が低いのです。

その一方で、海藻類やきのこ類のように、どの種類でも大方F・I値が低いというものもあります。

このように、いろいろな食品のカロリーや食物繊維含有量を比較できるのが、このF・I値のいいところなのです。

主食ならば、そばやライ麦パンなどがよく、野菜ならば、オクラやブロッコリーなどと、各食品群のカテゴリーからF・I値が低い食材を選んで食べるようにすれば、肥満予防への近道になるのです（図表15）。

ところで図表15にある「S・F値」は「サルバブル・ファイバー値」というもので、総食物繊維量に占める水溶性食物繊維量の比率です。参考にしてください。

図表15 食物繊維含量とF・I値、S・F値

	食品名	エネルギー (kcal／100g)	食物繊維量 (g／100g)	F・I値	S・F値
穀類・麺類	精白米（炊き）	168	0.3	560	—
	そば（ゆで）	132	2	66	20
	うどん（ゆで）	105	0.8	131	25
	パスタ（ゆで）	149	1.5	99	27
	ラーメン（ゆで）	149	1.3	115	38
	食パン	264	2.3	115	17
	ライ麦パン	264	5.6	47	36
	玄米（炊き）	165	1.4	118	14
	ヒエ	367	4.3	85	9
野菜・きのこ	ブナシメジ（ゆで）	21	4.8	4	4
	マッシュルーム（ゆで）	16	3.3	5	3
	オクラ（ゆで）	33	5.2	6	31
	ゴーヤ	17	2.6	7	19
	モロヘイヤ（ゆで）	25	3.5	7	23
	ブロッコリー（ゆで）	27	3.7	7	22
	レタス	12	1.1	11	9
	きゅうり	14	1.1	13	18
	トマト	19	1	19	30
	トウモロコシ（ゆで）	99	3.1	32	10
	さつまいも（蒸し）	131	3.8	34	26
豆・海藻	寒天（もどし）	3	1.5	2	—
	モズク	4	1.4	3	—
	ワカメ（もどし）	17	5.8	3	—
	おから	111	111.5	10	3
	大豆（ゆで）	180	7	26	13
	納豆	200	6.7	30	34
	そら豆（ゆで）	112	4	28	10
果物	ブルーベリー	49	3.3	15	15
	キウイ	53	2.5	21	28
	イチゴ	34	1.4	24	36
	イチジク	54	1.9	28	37
	アボカド	187	5.3	35	32
	リンゴ	54	1.5	36	20
	グレープフルーツ	38	0.6	63	33
	バナナ	86	1.1	78	9
	ブドウ	59	0.5	118	40

「五訂増補 日本食品標準成分表」より

麺類の選び方

日本人は、多くの人が麺類を好んで食べます。しかし、その種類によっては、腸にあまりよくないものもあるのです。

子どもの時代は、うどんのほうが好きですが、大人になれば比較的そばのほうを好むようになるものです。

そのそばですが、全部がそば粉でつくられているのは比較的少なく、その多くはつなぎとして小麦粉が使われているのです。日本食品標準成分表に記載されているそばの項を見ますと、原材料配合割合、小麦粉65パーセント、そば粉35パーセントとなっており、これをゆでた場合、100グラムで132キロカロリー、食物繊維量2・0グラム（水溶性食物繊維0・5グラム、不溶性食物繊維1・5グラム、F・I値　66）ということになります。

このF・I値から見ると、米のめしよりも同量摂取した場合、食物繊維を多く摂取でき、しかも腸にはよいのです。一方、うどんですが、ほぼ小麦粉でつくられており、うどん（ゆで）100グラムで105キロカロリー、食物繊維量0・8グラム（水溶性食物繊維0・2グラム、不溶性食物繊維0・6グラム、F・I値　131）と、**F・I値から見るとうどんよりもそばのほうがよい**ということになります。

ではラーメンを考えてみますと、ものによっては、麺をつくるときに油を混ぜることがあるので、ラーメン（ゆで）１００グラムでは、１４９キロカロリー（ちなみに脂質は０・６グラム）、食物繊維量１・３グラム（不溶性食物繊維量０・８グラム、水溶性食物繊維量０・５グラム、F・I値　１１５）ということになり、F・I値で比較するとそばのほうが腸にいいということになるのです。

ではパスタはというと、パスタ（ゆで）１００グラムで１４９キロカロリー、脂質０・９グラム、食物繊維量１・５グラム（不溶性食物繊維量１・１グラム、水溶性食物繊維０・４グラム、F・I値　99）ということになります。

F・I値の面から考えると、いちばんとるべきなのはそばで、次にパスタ、ラーメン、うどんの順になりそうです。

なお、麺のスープなどによっては、高カロリーになるものもあり、総合的に考えると、麺のカロリーが低い、そば、うどんをまず選択しておけばいいかもしれません。

腸が活性化する果物

ここでは、腸によい効果が明確な果実を紹介します。バナナとリンゴです。これらはほぼ一年中食べることが可能なのです。

まずバナナについて、基本的な含有物質についてです。

バナナには、エネルギー源になる糖分をはじめ、マグネシウム（100グラム中32ミリグラム）、カリウムといったミネラル類、ビタミンB群、ビタミンE、葉酸、アミノ酸の一種であるトリプトファン（セロトニンの合成に必要な物質のひとつ）、食物繊維（100グラム中、水溶性食物繊維0・1グラム、不溶性食物繊維1・0グラム）等の諸成分が含有されています。

日本人の必要栄養素成分で不足しているものにマグネシウム（一日必要量300〜320ミリグラム）、食物繊維（現在一日平均摂取量14〜15グラム、必要量20グラム）等があり、これらを補足するのに有用な果実なのです。

マグネシウムには、腸管にはたらきかけて腸の細胞から水分を引っぱって便を湿潤《しつじゅん》にすること、人間のATPを産生するときに補酵素としてはたらくこと、神経の興奮を抑制する作用等、多数の作用が認められます。

腸内環境という意味では、便を軟便にして排便をスムーズにすることを助けるので、腸内環境を改善させる方向に向かわせるのです。

また、バナナに含有されるトリプトファンはビタミンB_6とともに作用し、セロトニンを合成するのに必要なのです。セロトニンは95パーセントは腸で産生され、腸管運動を起こす物質として作用するのです。

さらに、バナナにはポリフェノールが含有されており、果実の中では比較的強い抗酸化作用を有するのです。

リンゴは、最近一年中食べられる果実になってきています。また、リンゴは世界中で栽培されている果実で、日本でも年間約85万トン（２００９年）が生産されているのだそうです。

リンゴには皮と実の境目の周囲に、リンゴポリフェノールが存在し、このリンゴポリフェノールの作用が次第に解明されてきました。フィンランドで施行された疫学的研究では、リンゴの摂取は、脳卒中を約40パーセント減少させ、リンゴ由来のポリフェノール類が脳卒中や心疾患のリスクを下げる可能性があることが報告されています。

そして、さらにリンゴに多く含有されているのが、アップルペクチンです。アップルペクチンは、水溶性食物繊維の一種といわれているのです。

このアップルペクチンが、大腸の病気に有効であることもわかってきました。アップルペクチンやペクチンは、通常水溶性食物繊維に分類されるもので、水に混ぜるとゲル状になります。そして食物繊維として熟したモモやリンゴ、小粒のブドウ、プラム等に含有されているのです。

ペクチンの含有量は、通常その果物がどれだけ熟しているかによって変わってくるのです。そのペクチンに水が加わるとコロイド溶液になります。食品では、ペクチンはゲル化剤として用いられてきました。ゲル化剤を用いる食材といえば、果物をベースにしたジャムやゼリー等があります。

このようなアップルペクチンですが、富山医科薬科大学の田澤賢次《たざわけんじ》名誉教授らの研究によって、アップルペクチンには大腸がんの発生を抑えるはたらきがあることが、ラットを用いた実験によって確認されています。

次に、キウイ、プルーンについてです。

キウイの特徴は、キウイに含まれる食物繊維が、不溶性食物繊維2に対して、水溶性食物繊維が1という理想的なバランスなのです。

ゼスプリ・インターナショナル・ジャパンに協力していただいて、キウイの調査をおこなったところ、一日に1回排便のない中学生にキウイを14日間摂取してもらったところ、摂取前は0パーセントだった「排便回数が一日1回」の人が64・5パーセントになり、「一日2回以上」と答えた人と合わせると約7割に便通改善効果が認められました。

また、キウイと並んで高い排便改善効果があるのがプルーンです。とくに乾燥させたドライプルーンは、栄養素が凝縮されており、体に有害な活性酸素を中和するフェノールという抗酸化物質も含有しているのです。

イタリアとポーランドの母親に便秘によい食材はと尋《たず》ねると、プルーンとあげるのだそうです。プルーンにもキウイと同様に食物繊維が１００グラムあたり７・２グラムと豊富なのが特徴なのです。水溶性食物繊維と不溶性食物繊維の比率が50パーセントずつで、これはフルーツの中でもきわめて高く、プルーンは高食物繊維源とも呼ばれています。

また、食物繊維の他にも便秘予防や腸の活性化に有効なソルビトールやマグネシウム等の栄養素も豊富なため、腸内環境改善に大いに役立つ食材なのです。

ファストフードで注意すること

ついつい忙しいとファストフードを利用してしまうこともあると思います。現代人にとって、ファストフードは必要不可欠なのかもしれません。

しかし、腸にとってファストフードは、じつはかなり問題が多いのです。「腸に負担をかける食材」として前にも触れましたが、ファストフードは、高カロリー、高脂肪であることに加えて、野菜類は申しわけ程度のレタスや油で揚げたポテトなどなのです。

たとえば大腸がん予防のためには、脂肪の摂取量は一日50グラム程度が理想とされていますが、ハンバーガーの脂肪分は1個で約40グラム、フライドポテトをセットでつければ、それだけで大幅な脂肪の過剰摂取になってしまうのです。

またハンバーガーに使われている牛の赤身肉は、それ自体、大腸がんのリスクを高めることにもつながります。

まず、ファストフードを選ぶときは、揚げものやマヨネーズを多量に使ったものは極力避け、メニューにサラダや野菜スープがあればできるだけそちらを選ぶようにしましょう。また、フライドポテトは油の吸収量が多い細いものより太めのもの、ドリンクは無糖のものを選ぶなど心がけてください。

最近では、多くのファストフード店がホームページで商品のカロリーや使用している材料などを公開しているので、こういった情報をあらかじめチェックしておき、参考にしてみるといいでしょう。

トランス脂肪酸はNG

油脂のとりすぎが問題になっていますが、中でも脂肪酸のひとつ、トランス脂肪酸が健康に悪影響を及ぼす可能性があると問題視されています。

トランス脂肪酸は、食用油を高熱で処理したときなどに生じる不飽和脂肪酸の一種です。マーガリンやショートニングなどの加工油に多く含まれる一方、牛などの肉や脂肪にも少量含まれています。

しっとりしたクッキーの油などにも含まれており、これが心臓疾患《しっかん》（冠動脈疾患など）を起こしやすくすることが疫学的調査でわかってきました。

大腸疾患でいうと、まだ明確にはなっていませんが、大腸がんのリスクを増悪させる可能性が指摘されています。

ですから、ファストフードのサクサクしたフライなどはトランス脂肪酸が含有されている可能性が大なので要注意なのです。

以上、これまで述べてきたように、私の日々の「便秘外来」の診察を通してつくりあげた、自分でできるおなかの調子をよくする法をぜひ実践していただきたいと思います。

あとがき

本書は、私が30年以上にもわたって臨床《りんしょう》の現場、患者さんと向きあって知り得た知見をまとめたものです。つまりは、患者さんに教えていただいた内容ともいえるのです。

30年以上前には、慢性便秘症の方には、オリーブオイル、水溶性食物繊維、植物性乳酸菌、ペパーミントなどが腸によいとは、どこにも書かれていませんでした。

そこで、大腸内視鏡検査を施行し、さまざまな問題点をかかえた患者さんに、さまざまな食事指導を試み、その中で有用であるものを確認していったのです。これは、なかなか困難な作業です。

しかし、一歩一歩積み重ねることによって、腸の病気と有用である食材、食事内容が次第に判明してきたのです。したがって大部分は、自分の目で確認した内容なので、他人のデータはあまり引用していません。

最近、腸がブームということで、さまざまな本が出版されていますが、ほとんどの本は動物実験のデータの引用などで、実際の治療体験をもとにして書かれたものは少ないのです。

したがって、本書を利用していただいて、腸のリハビリを施行していただければ、改善の期待ができると思います。ただし、まったく効果がないという方は、専門医を受診するようにしてください。大腸がんなどの体の外からでは判明しない病気もあるからです。

私のこれまでの臨床経験をこのような内容にまとめることができたのも、さくら舎の古屋信吾さん、猪俣久子さんにさまざまなアドバイスをいただいたおかげです。この場をかりてお礼申しあげます。

そして、本書をお読みいただいた読者のみなさまが快適な腸生活を過ごされることを願ってやみません。

著者略歴

一九五五年、東京都に生まれる。医学博士。松生クリニック院長。東京慈恵会医科大学卒業。同大学第三病院内科助手、松島病院大腸肛門病センター診療部長などを経て、二〇〇四年、東京都立川市に松生クリニックを開業。これまで四万件以上の大腸内視鏡検査をおこない、「便秘外来」の専門医、第一人者である。

著書には『「腸ストレス」を取り去る習慣』『専門医が教える「腸と脳」によく効く食べ方』（以上、青春新書インテリジェンス）、『腸寿 長寿な腸になる77の習慣』（講談社+α新書）、『快腸！ 絶好腸！ 快便力』（海竜社）などがある。

松生クリニックホームページ
http://matsuikeclinic.com/

「おなかの張《は》り」をとれば腸《ちょう》は年《とし》をとらない！
——停滞腸《ていたいちょう》・便秘《べんぴ》が治《なお》る腸《ちょう》リハビリ法《ほう》

二〇一四年三月一六日　第一刷発行

著者　松生恒夫《まついけつねお》
発行者　古屋信吾
発行所　株式会社さくら舎　http://www.sakurasha.com
東京都千代田区富士見一-二-一一　〒一〇二-〇〇七一
電話　営業　〇三-五二一一-六五三三　FAX　〇三-五二一一-六四八一
編集　〇三-五二一一-六四八〇
振替　〇〇一九〇-八-四〇二〇六〇

装丁　アルビレオ
装画　©SCIENCE PHOTO LIBRARY/amanaimages
本文図版　朝日メディアインターナショナル株式会社
印刷・製本　中央精版印刷株式会社

ISBN978-4-906732-67-8